LINGUA MEDICA

IMPRESSUM

Mariacarla Gadebusch Bondio
Hartmut Bettin
unter Mitarbeit von Martin Neutmann

Lingua Medica
Lehrbuch zur medizinischen und zahnmedizinischen Terminologie

Gestaltung: Siegmar Förster
Druck: Logos Verlag Berlin GmbH

ISBN 978-3-8325 – 1671-0

Abbildung auf dem Buchumschlag:
Männlicher Torso mit Darstellung des *mesenteriums* (Dünndarmgekröse) und des *intestinum* (Darm) aus *De humani corporis fabrica* von Andreas Vesal, 1543.

MARIACARLA GADEBUSCH BONDIO   HARTMUT BETTIN

UNTER MITARBEIT VON MARTIN NEUTMANN

LINGUA MEDICA

LEHRBUCH ZUR MEDIZINISCHEN UND ZAHNMEDIZINISCHEN TERMINOLOGIE

ZWEITE AUFLAGE

λογος

PRAEFATIO

Die Idee, ein Lehrbuch der medizinischen Terminologie für Studierende der Medizin und Zahnmedizin zu verfassen, hat während der langjährigen Lehrtätigkeit an der medizinischen Fakultät der Greifswalder Universität Gestalt gewonnen. Wir haben uns zum Ziel gesetzt, ein möglichst umfassendes und zugleich pragmatisch konzipiertes Lehrbuch zu verfassen, das eine ausgewogene Quantität von Informationen in deutlicher und möglichst gut lernbarer Form bietet. In diesem Zusammenhang hat uns die Berücksichtigung der Bedürfnisse Studierender, vertreten durch die an der Buchkonzipierung beteiligten Tutoren und Hilfskräfte, sehr geholfen.

Ein Lehrbuch entspricht der Auffassung des darin vertretenen Faches. Für uns als Medizinhistorikerinnen und Medizinhistoriker stellte bereits der Begriff »medizinische Terminologie« eine Herausforderung dar. Wir verstehen darunter jenen Bereich der Medizingeschichte, der sich mit den medizinischen Termini, ihrer Herkunft und ihrer aktuellen Anwendung in Theorie und Praxis der Medizin wissenschaftlich und didaktisch befasst. Dementsprechend sind wir davon überzeugt, dass die Terminologie sich nicht darauf beschränken darf, die grammatikalischen Gerüste zu bauen, die für die korrekte Verwendung der medizinischen und zahnmedizinischen Fachsprache unerlässlich sind. Die Fachtermini, die wir heute gebrauchen, sind lebendige Zeugen einer ungebrochenen Tradition, die in der Antike wurzelt und immer noch wirksam ist. Diese Ursprünge zu ignorieren und sich im Alltag unbedarft einer Nomenklatur zu bedienen, die Spuren eines jahrtausendlangen Kulturprozesses aufweist, bedeutet eine Chance zu verpassen und Wissens- und Verständnislücken hinzunehmen.

Das erste Kapitel widmet sich der Geschichte der medizinischen Fachsprache und rekonstruiert ausführlich einige Aspekte einer Entwicklung, die Medizinstudierenden leider immer wieder vorenthalten bleibt. Die weiteren Kapitel sind nach dem Kursaufbau konzipiert und orientieren sich am Lernzielkatalog für medizinische und zahnmedizinische Terminologie der deutschen medizinischen Fakultäten. Das verwendete Bildmaterial stammt zum größten Teil aus der Greifswalder Universitätsbibliothek.

Lucien Ilibi (Tutor) und Susanne Hübner (Lehrbeauftragte) danken wir für die Bereitschaft, an der Konzeption einiger Kapitel des Lehrbuches konstruktiv und kompetent mitgewirkt zu haben. Mascha Hermann und Sandra Möller (Hilfskräfte) sowie Ramona Meißner-Kellotat und Susann Köhler vom Institut für Geschichte der Medizin der Universität Greifswald sind wir für die sorgfältige Hilfe bei der Erarbeitung der Vokabellisten sehr dankbar. Ebenso möchten wir dem Gestalter Siegmar Förster für die konstruktiven Ideen zur Entwicklung eines benutzerfreundlichen Layouts danken. Dank gebührt auch mehreren Generationen von Studierenden der Medizin und Zahnmedizin, die an unseren Kursen teilgenommen haben, für ihre impulsgebenden Fragen, Bemerkungen und Kritiken sowie für den immer wieder zum Ausdruck gebrachten Wunsch, endlich ein lernfreundliches und ansprechend gestaltetes Terminologielehrbuch zu erhalten. Wir hoffen, dass jetzt mindestens deren jüngere Kommilitoninnen und Kommilitonen von diesen Anregungen und unseren Bemühungen profitieren werden.

Der medizinischen Fakultät der Universität Greifswald gilt unser Dank für die finanzielle Unterstützung.

Mariacarla Gadebusch Bondio, Hartmut Bettin
und Martin Neutmann
Greifswald, im Sommer 2007

ZUR ZWEITEN AUFLAGE

Diese verbesserte und revidierte Auflage von *Lingua Medica* erscheint zwei Jahre nach deren erster Veröffentlichung. Die positive Resonanz, die das Lehrbuch sowohl bei Studierenden als auch beim Fachpublikum hervorrief, hat uns dazu bewogen, Inhalt und Gestaltung zu bewahren.

Mariacarla Gadebusch Bondio, Hartmut Bettin
und Martin Neutmann
Greifswald, im Sommer 2009

INHALTSVERZEICHNIS

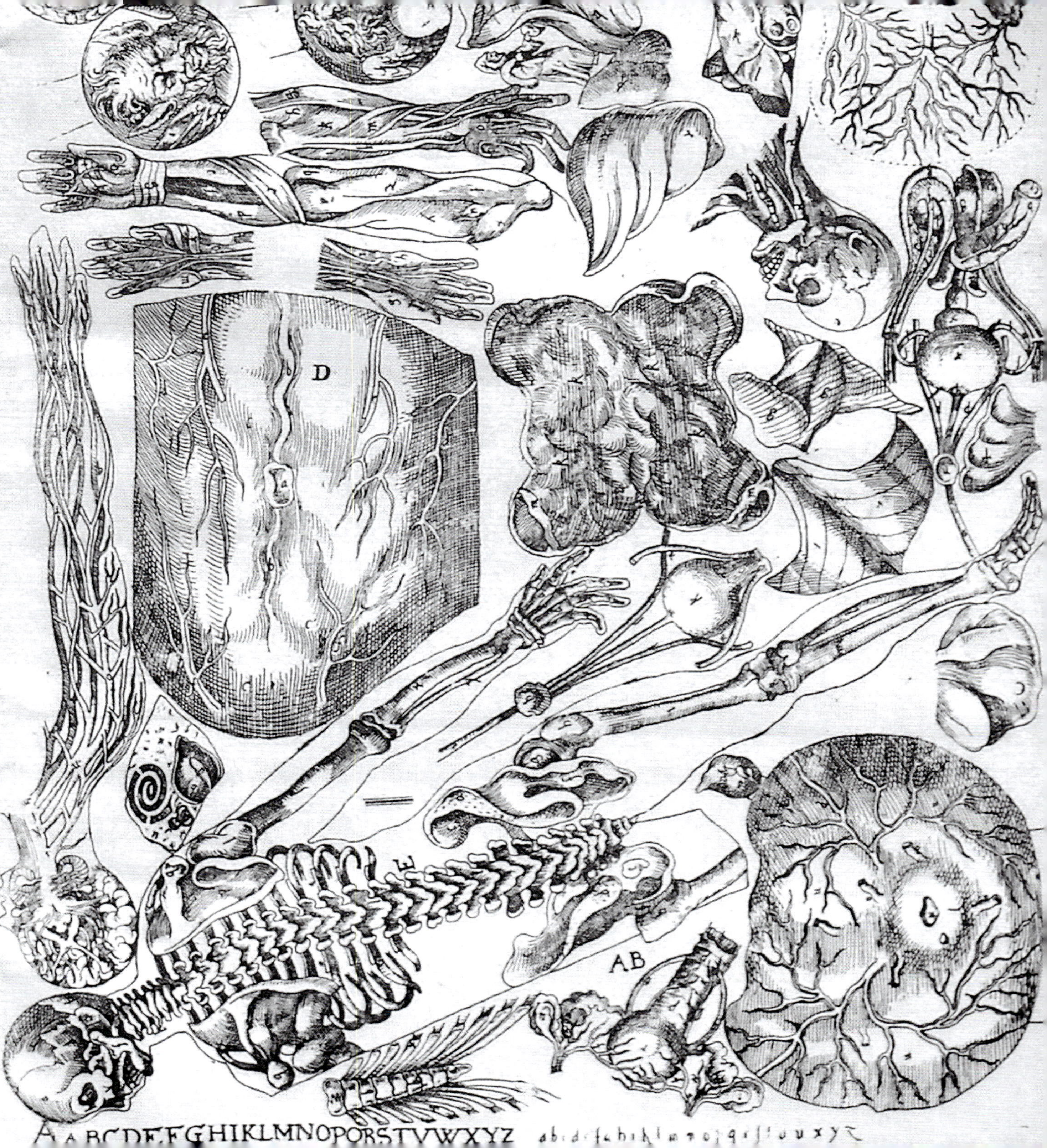
D
E
AB
A ABCDEFGHIKLMNOPQRSTVWXYZ

K A P I T E L I

ZUR GENESE DER MEDIZINISCHEN FACHSPRACHE

Mariacarla Gadebusch Bondio

Sokrates: Das Wort ist also ein belehrendes Werkzeug und ein das Wesen unterscheidendes und sonderndes, wie das Weberschiffchen das Gewebe sondert.

PLATON, *KRATYLOS*, 388 b-c

»Anatomisches Chaos« aus dem anatomischen Werk von Arcangelo Piccolomini (1525 – 1586)

I.1 *VOCABULA, NOMINA, VERBA* – NOMENKLATUR ODER FACHSPRACHE?

Die anatomischen und klinischen Termini, die wir heute in der Medizin verwenden, sind lateinische bzw. latinisierte griechische Begriffe, deren Herkunft sich bis ins 5. Jahrhundert vor Christus zurückverfolgen lässt. Als einzelne Substantive oder als Bestandteile längerer Ausdrücke, in denen sie von Adjektiven bzw. zusätzlichen Substantiven begleitet werden (lat. *Musculus abductor pollicis brevis* = der kurze wegführende Muskel des Daumens) oder als komplexe Begriffe (Komposita), die aus einer Zusammensetzung von Präfixen, Grundwörtern und Suffixen bestehen können (*Enzephalitis* = Gehirnentzündung), bilden diese Termini eine Fachsprache, die mehr als eine reine Nomenklatur ist. Um sinnvoll und unmissverständlich gebraucht werden zu können, müssen die Fachausdrücke korrekt zusammengestellt, dekliniert, deutlich ausgesprochen und gut verstanden werden. Nur dann ist es möglich, sich in Fachkreisen zu verständigen und die speziellen Begriffe in die Alltagssprache zu übertragen, so dass sie auch für Laien nachvollziehbar bleiben. Die heute weltweit anerkannte und von allen Medizinerinnen und Medizinern gebrauchte Fachsprache hat sich mit dem Fortschreiten medizinischer Erkenntnis allmählich entwickelt.

In dem mehr als zwei Jahrtausende dauernden Prozess, während dem die antike Heilkunst zunächst bemüht war, ihren eigenen Status zu definieren, spielt die Sprache eine bedeutende Rolle. Die Verwendung eindeutiger Begriffe – das werden Platon (427 – 348 v. Chr.) und später der Arzt-Philosoph Galen von Pergamon (129 – ca. 210) immer wieder betonen – gilt als Voraussetzung jeder wissenschaftlichen Tätigkeit und kennzeichnet sie als solche (Platon, *Kratylos*, 387d-388b; Galen, *De methodo medendi*, K. X, 44-5). Wissenschaftliche Demonstrationen, die nach Wahrheitsfindung streben, müssen nicht nur auf sorgfältigen Beobachtungen und sauberen Methoden basieren, sondern sie sollen die Dinge, die sie untersuchen, durch die Verwendung unmissverständlicher Begriffe voneinander unterscheiden (Aristoteles, *Metaphysik*, 981a-982a). Schwankungen, Willkür, mangelnde Logik oder fehlende Kohärenz bei der Benennung der Dinge können gefährliche Zweideutigkeiten verursachen. Sie stellen das Wissensgebäude auf äußerst instabile Säulen, wie der im logischen und dialektischen Denken hervorragend geschulte, höchst sprachbewusste Arzt Galen von Pergamon in seiner Schrift *De captionibus* hervorhebt.

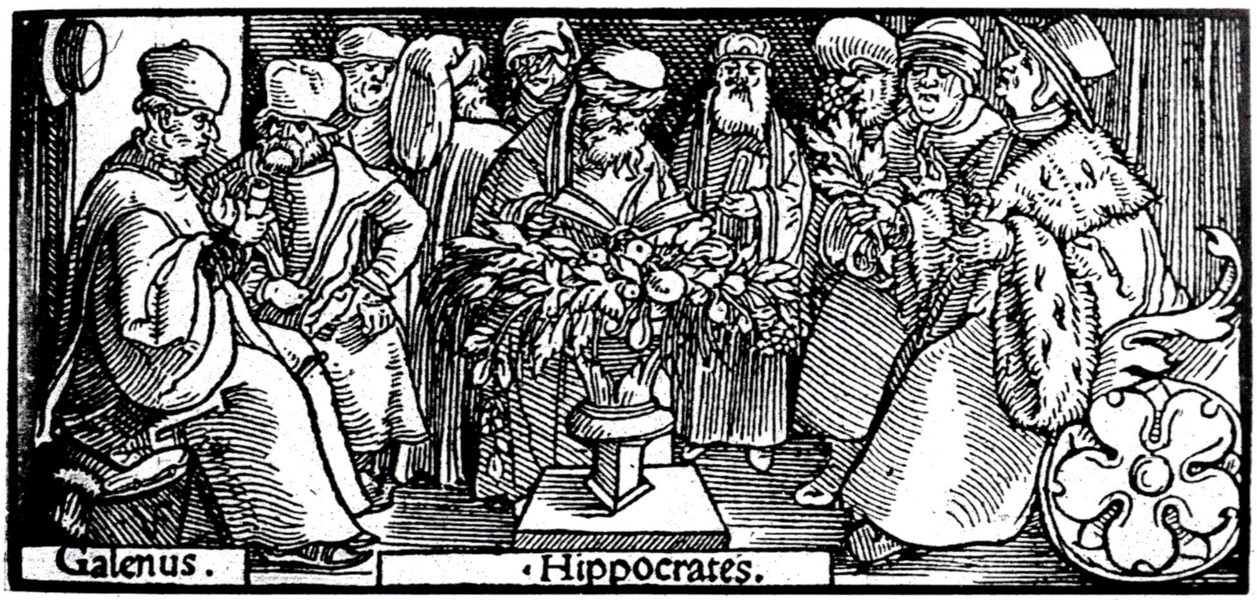

Abb. 1 *Galen (links) und Hippokrates (im Zentrum) im idealen Gelehrtenkreis. Aus dem Frontispiz von Otto Brunfels,* Catalogus illustrium medicorum, *1530.*

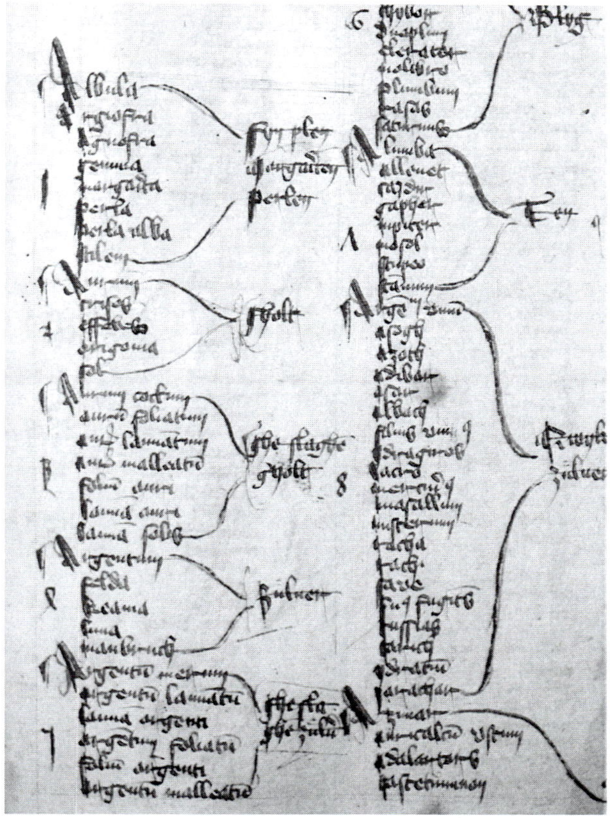

Abb. 2 *Medizinisch-pharmazeutisches Glossar (um 1420). Handschrift aus Nordostdeutschland in Latein und Niederdeutsch. Im Bestand der Universitätsbibliothek Greifswald.*

Die akkurate Verwendung der Sprache wird zur *conditio sine qua non* der wissenschaftlichen Beweisführung und Kommunikation; sie ist auch Grundlage für die Weitergabe der Erkenntnisse, die nur dann lehrbar und lernbar sind, wenn sie genau benannt und erklärt werden können. Die Medizin ist zu einem sorgfältigen Umgang mit ihrer Sprache verpflichtet, denn als eine praxisorientierte Wissenschaft ist sie *techne* (Kunstfertigkeit) und *episteme* (Wissenschaft) zugleich. Die Sprache dient ihr als Instrument der Wissenserlangung – sowohl bei der Patientenbefragung als auch im wissenschaftlichen Austausch – sowie als Medium der Wissenstradierung. Diese zweifache Funktion wurde bereits von den Ärzten um Hippokrates (ca. 460–375/351 v. Chr.) erkannt:

» Wenn man über diese Kunst redet, so scheint mir, man muß vor allem Aussagen machen, die dem Laien verständlich sind. Denn man soll ja über nichts anderes forschen oder reden als über die Krankheiten, an denen diese Menschen leiden. Daß sie von sich erkennen, wie ihre Leiden entstehen und aufhören und aus welchen Ursachen sie wachsen und schwächer werden, das ist für sie als Laien nicht leicht; wenn es aber von einem anderen herausgefunden ist und ihnen gesagt wird, so ist es einfach. Denn es handelt sich um nichts anderes als darum, daß ein jeder beim Hören an das erinnert wird, was ihm zustieß. Wenn man aber seine Hörer nicht dahin bringt und die Vorstellungen der Laien nicht trifft, so verfehlt man die Wahrheit. Ebendarum bedarf es hier keiner Hypothese.«
(Hippokrates 1994, *Die alte Heilkunst:* 245)

Der Autor dieser polemisierenden Schrift aus dem 5. bis 4. vorchristlichen Jahrhundert, in der die empirischen Grundlagen und die methodischen Voraussetzungen der ärztlichen Kunst thematisiert werden, ist davon überzeugt, dass der Arzt eine Sprache verwenden soll, die auch Laien verstehen können. Über die einfache Verständigung hinaus, geht es um die Klärung dessen, was die Ursache der Erkrankung gewesen sein mag und um die Wahl eines opportunen Weges zur Wiederherstellung der Gesundheit. Diesen Weg müssen Arzt und Patient gemeinsam gehen und besprechen. Die Verwendung der Fachsprache dient der richtigen Benennung der Krankheiten, ihrer Symptome und Ursachen und versetzt den Patienten in die Lage mitzureden. Der Arzt fügt die durch die Anamnese gewonnenen Informationen wie Fragmente eines Ganzen zusammen und kommt zu seiner Diagnose. Diese wird nur dann zutreffend sein, wenn das Gespräch erfolgreich verlaufen ist. In diesem Fall bedarf es nicht der Aufstellung einer Hypothese. Die Wahrheit offenbart sich dem Arzt, der seiner Sprache mächtig ist, der, ganz unabhängig davon, ob er mit kultivierten oder einfachen Menschen spricht, in der Lage ist, sich deutlich zu verständigen und zuzuhören. Wobei mit Nachdruck darauf hinzuweisen ist, dass die ärztliche Diagnose vormals ausschließlich auf sinnlicher Wahrnehmung basierte (Sehen, Hören, Riechen, Tasten und auch Schmecken), bis nach und nach zunehmend Instrumente die fehlbaren Sinne des Arztes unterstützten und es schliesslich sogar möglich wurde, in den Patientenkörper einzudringen.

I.2 *MEDICINA BABYLONICA* – KULTURELLE UND SPRACHLICHE VIELFALT

I. 2.1 DER WEG VOM GRIECHISCHEN ZUM LATEINISCHEN

Die hippokratische Medizin, die in Anamnese, Diagnose, Prognose und Therapie die Säulen des ärztlichen Berufes sieht, steht am Anfang der westlichen Medizin. Sie markiert die Herausbildung eines Berufes, der in der schriftlichen Überlieferung ärztlicher Erfahrung eine entscheidende Aufgabe sah und von standesbewussten Ärzten praktiziert wurde, deren philosophische, sprachliche und wissenschaftliche Gewandtheit sich in jenem Ensemble von ca. 60 Schriften niedergeschlagen hat, das als *Corpus Hippocraticum* [CH] bezeichnet wird. Diese, bezüglich Gehalt und Ausdrucksform höchst unterschiedlichen Texte entstanden im Umkreis des Arztes Hippokrates von Kos und seiner Schüler und sind in griechischer Sprache verfasst. In ihnen finden sich die Grundlagen der medizinischen Fachsprache. Selbstredend schöpften die Autoren des CH ihre Bezeichnungen zunächst aus der Alltagssprache und aus der griechischen Literatur. Bereits in den Homerischen Epen (ca. 8. Jh. v. Chr.) werden Körperteile und -flüssigkeiten oft genau bezeichnet. Im Rahmen von Kampfschilderungen kommt es zu detaillierten Ausführungen über Verletzungen und Wunden, aber auch zu Beschreibungen von Verfahren zur Blutstillung, Schmerzlinderung und chirurgischen Behandlungen (*Ilias*, IV, 193-220):

> »Und Idomeneus stieß in des Erymas Mund mit dem grausen ehernen Speer, daß ganz das Erz der Lanze hindurch drang unter dem Hirn, da sprangen die weißen Knochen in Stücke. Ausgestoßen waren ihm alle, es füllten sich die Augen mit Blut, er brach es aus Mund und aus Nase röchelnd hervor, ihn barg des Todes finstere Wolke.«
> (*Ilias*, XVI, 337-350)

Der allgemeine Wortschatz, so wie er sich z. B. den Epen, Komödien und Tragödien entnehmen lässt, bietet der antiken Heilkunst Bezeichnungen für die wichtigsten Körperteile (z. B. *hepar* = die Leber). Diese Wörter fließen als medizinische Termini in das CH ein. In manchen Fällen werden Metaphern (Entlehnungen aufgrund der Feststellung von Ähnlichkeiten) verwendet. *Tarsos* bedeutet im Griechischen ›Geflecht‹ oder ›Korbgeflecht‹. Die damals typischen Körbe waren in parallele Flechtstreben, die regelmäßig von Querflechten unterbrochen wurden, gegliedert. Die Ähnlichkeit der so geflochtenen Körbe mit dem Abschnitt des Fußes, in dem die kleinen Fußwurzelknochen und die Mittelfußknochen parallel zueinander verlaufen, ist leicht festzustellen (lat. *Tarsus pedis*, Abb. 3).

Das CH bietet aber auch zahlreiche Beispiele neu geschaffener Termini (*aorta* = die Schlagader, *epidermis* = die obere Hautschicht, *epiglottis* = der Kehldeckel, *prognosis* = das Vorauserkennen/Vorhersagen). Der Begriff Prognose (lat. *praecognitio*) ist erstmalig im CH nachzuweisen. Er steht dort im Zentrum einer Gruppe von Schriften, den sogenannten Prognostischen Traktaten (z. B. *Koische Prognosen, Prognosticon*). Das »Vorauserkennen« und »Vorhersagen« bildet eine zentrale Aufgabe des Arztes innerhalb seiner Beziehung zum Patienten und zu dessen Angehörigen. Dieser Akt bestand darin, im Rahmen der Visite und in Zusammenhang mit der Anamnese »das Gegenwärtige, das Vergangene und das Zukünftige« der Krankheit zu erkennen und mitzuteilen (*Prognosticon* L 2, I, 112).

> »Für den Arzt ist es nach meiner Ansicht sehr wichtig, daß er die Kunst der Voraussicht übt. Denn wenn er im Beisein des Kranken von sich aus das Gegenwärtige, das Vergangene und das Zukünftige vorauserkennt und vorhersagt und wenn er genauer ausführt, was die Kranken in ihren Aussagen übergehen, dann wird man umso mehr darauf vertrauen, daß er den Zustand der Kranken erkennt und so werden die Menschen wagen, sich dem Arzt anzuvertrauen. Auch die Behandlung wird er am besten durchführen, wenn er aus den gegenwärtigen Leiden die zukünftigen vorhersieht.«
> (Hippokrates 1994, *Prognosticon* 1: 80)

Bereits in den berühmten hippokratischen Fallbeschreibungen (*Epidemien* L 2, I, 5: 634) und den deontologischen Schriften (*De habitu decenti*, L 9, XVI: 242) wird auf die vielfältige Bedeutung der Prognose hingewiesen. Das Vertrauen des Kranken und seiner Angehörigen zu gewinnen, durch geschickte Anamnese eine sichere Diagnose aufzustellen und vermittels einer fachlich fundierten Prognose adäquate therapeutische Maßnahmen festzulegen sind wesentliche Voraussetzungen, um gemeinsam mit dem Patienten die Krankheit zu überwinden. Sie sind zudem ursächlich für das

Abb. 3 *Anatomische Darstellung der Fußknochen (17. Jh.). Die Teile sind mit Buchstaben versehen, die in den entsprechenden Legenden systematisch erläutert werden.*

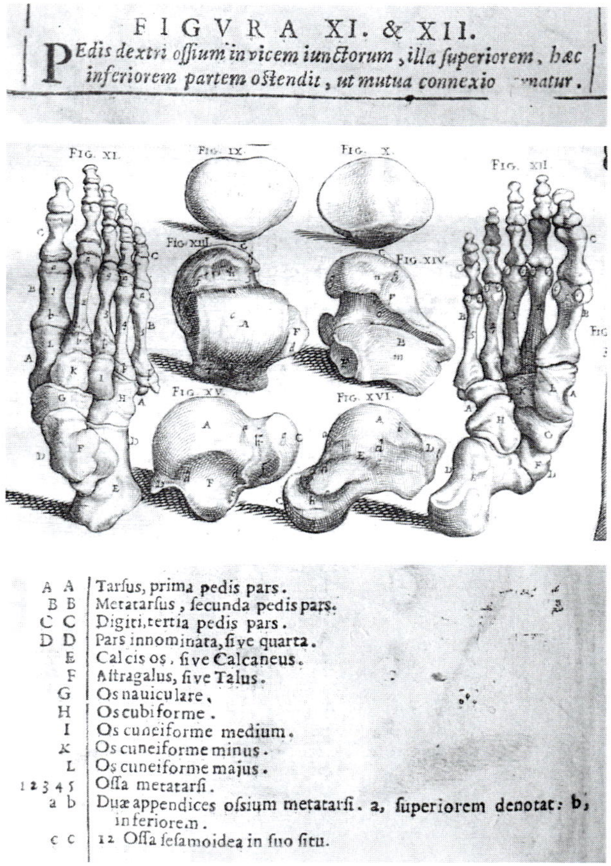

Erlangen jenes gesellschaftlichen Ansehens verantwortlich, das einen »guten Arzt« nach platonischem Verständnis ausmacht. Die Bedeutung der Prognose für die ärztliche Tätigkeit hebt auch Aristoteles (384–ca. 322 v. Chr.) hervor, der ebenso wie Platon, zutreffendes und fachkundiges Prognostizieren als entscheidend für die Kompetenz eines Arztes ansieht (*Metaphysik*, 3, 5 1010b13f).

Neben dem CH sind die naturwissenschaftlichen und biologischen Schriften des Aristoteles *De historia animalium, De generatione animalium, De partibus animalium* sowie *De motu animalium* für die Herausbildung einer medizinischen Terminologie von Bedeutung. Sie beinhalten zahlreiche anatomische Begriffe, die sowohl für die antike griechische Medizin als auch im lateinischen und arabischen Mittelalter grundlegend sein werden.

Im 3. vorchristlichen Jahrhundert wirken in Alexandria die Ärzte Herophilos von Chalkedon (ca. 330–250 v. Chr.) und Erasistratos von Keos (ca. 320–ca. 245 v. Chr.). Die wenigen überlieferten Fragmente ihrer Werke zeigen eine deutliche Beeinflussung durch die Aristotelische Naturphilosophie, die im Verbund mit Sektion und Vivisektion an Tieren zu neuen anatomisch-physiologischen Beobachtungen führte, die wiederum terminologische Spuren hinterließen. Leichensektionen und vor allem Vivisektionen an Menschen stellen im 3. Jahrhundert v. Chr. einen bemerkenswerten Tabubruch dar, der sich historisch durch den Ausnahmezustand, in dem sich die angesehenen Mediziner und Wissenschaftler unter der Diktatur der Ptolemäer befanden, erklären lässt. Die ptolemäischen Könige stellten den Ärzten zum Tode verurteilte Verbrecher für anatomische Studien zur Verfügung. Der römische Enzyklopädist Aulus Cornelius Celsus (ca. 1. Jh.), der sich in seinen *Acht Bücher[n] über die Medizin (De re medica*, Abb. 9*)*, sehr deutlich gegen diese unmenschliche Praktik ausspricht, weist auf die Tatsache hin, dass bereits unter den Zeitgenossen der alexandrinischen Ärzte die grausamen Verfahren als ethisch inakzeptabel und für wissenschaftlich nutzlos erklärt und verworfen worden seien (Celsus 1967, I, Proömium: 23-25).

In der Geschichte der Herausbildung einer lateinischen Fachterminologie stellt Celsus die zentrale Figur dar. In Anerkennung seines hervorragenden klassischen Lateins wurde er auch »Cicero der Ärzte«, *medicorum Cicero,* genannt. Als Celsus sein enzyklopädisches Werk verfasst, sind die Medizin und ihre Terminologie traditionell fast ausschließlich in den Händen griechischer Ärzte (meistens Sklavenärzte, *servi medici, liberti medici* oder *peregrini*). Als Gewerbe genoss die Medizin bei den Römern wenig Achtung, denn sie gehörte nicht zu den sieben Freien Künsten (*Septem artes liberales*), die aus dem *trivium* – Grammatik, Rhetorik und Dialektik – sowie dem *quadrivium* – Geometrie, Arithmetik, Musik und Astronomie – bestanden. Die Ausübung der Medizin wurde den Griechen überlassen, denn nach allgemeiner Auffassung gehörte sie zu den minderwertigeren, praktischen Künsten (*Artes mechanicae*). Das beklagt etwa Plinius Secun-

Abb. 4 *Anatomische Demonstration. Während der Professor auf dem Katheder aus einem Buch vorliest, zergliedert der* sector *die Leiche. Aus Mondino de Luzzi (1270–1318)* Anatomia *(1316), hier aus der Ausgabe von Mellerstadt vom 1495.*

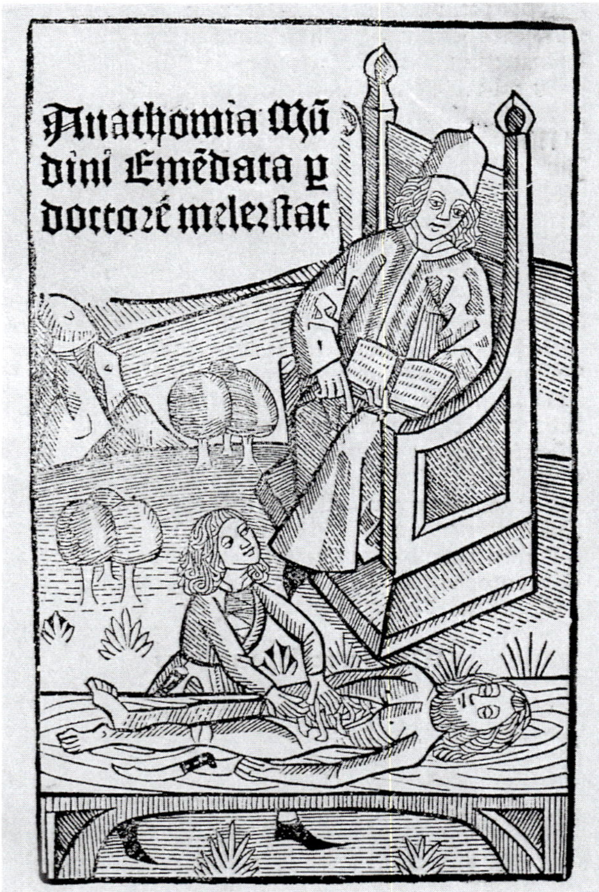

dus der Ältere (23-79) in seiner *Naturgeschichte* (Plinius 1967: 29, 1.8).

Celsus latinisiert griechische Ausdrücke und schöpft eine Reihe lateinischer Termini. Das Wort *vertebra* (der Wirbel) z. B. leitet er vom Verb *vertere* (drehen/wenden) ab, so dass hier die Funktion des Körperteils in der anatomischen Bezeichnung direkt erkennbar wird. Auch *glandula* (wörtl. die kleine Eichel = Drüse), *axilla* (die kleine Achse = Achselhöhle), *clavicula* (der kleine Schlüssel = Schlüsselbein), *sutura* (die Naht/Hirnnaht) und nicht das hippokratische *raphé* (ῥαφή), lassen sich bei Celsus als lateinische Bezeichnungen finden, die in der Renaissance dann wieder entdeckt und erneut eingeführt werden. Es bleibt jedoch unklar, ob Celsus Arzt oder eher ein Universalgelehrter gewesen ist. Auch Aristoteles war kein Mediziner. Das Vorbild seines Vaters Nikomachos (um 350 v. Chr.) jedoch, der Leibarzt des makedonischen Königs Amyntas II. war, mag dazu beigetragen haben, sein Interesse für die Naturwissenschaften zu wecken. Seine intensiven biologischen und zoologischen Forschungen und seine Verschriftlichung von Beobachtungsergebnissen prägten die medizinische Terminologie nachhaltig.

Das Phänomen, dass Nichtmediziner eine wichtige Rolle in Zusammenhang mit der Herausbildung der medizinischen Terminologie gespielt haben, zeigt, dass schon immer ein interdisziplinärer Austausch zwischen Ärzten und Gelehrten verschiedener Fachrichtungen stattgefunden hat.

Drei weitere Beispiele können dies bestätigen: Der römische Rhetor, Politiker und Philosoph Marcus Tullius Cicero (106–42 v. Chr.) hat in seiner Schrift *Über die Natur der Götter (De natura deorum)* den menschlichen Körper und seine Teile in vorbildlichem klassischen Latein beschrieben. Dieser Text sollte, wie auch das Werk des Lukrez (ca. 97–55 v. Chr.) *Von der Natur der Dinge (De rerum natura)* erst im 16. Jahrhundert eine größere Bedeutung für die Ärzte erlangen. In *De rerum natura* hatte Lukrez seine atomistische Theorie in Form eines Lehrgedichtes entwickelt. Neben Cicero und Lukrez prägt der Offizier, Staatsmann und Universalgelehrte Plinius Secundus (23–79) mit seinen *Naturalis historiae libri XXXVII (Naturkunde)* das anthropologische und heilkundliche Wissen samt dem entsprechenden Vokabular. Bereits im 4. nachchristlichen Jahrhundert werden die Textteile, die sich mit den Heilmitteln beschäftigen, unter dem Namen *Medicina Plinii* veröffentlicht und während des Mittelalters erweitert (*Physica Plinii*). Das Werk des Plinius wirkt als Referenzquelle bis ins 18. Jahrhundert hinein.

Lukrez stellt einen wichtigen inhaltlichen und sprachlichen Bezug für den italienischen Philosophen und Arzt Gerolamo Fracastoro (1478–1553) dar. Inspiriert durch dessen Theorie der Atome, erklärt Fracastoro die Übertragung von Seuchen durch Ansteckungsprozesse mittels unsichtbarer Keime (lat. *semina*), während seine zeitgenössischen Kollegen das Phänomen noch mit schlechten astrologischen Einflüssen, göttlichen Strafen und verdorbener Luft begrün-

***Abb. 5** 1490 erscheint in Venedig die erste »vollständige« lateinische Fassung der* Opera omnia *Galens, 1525 (Venedig) und 1538 (Basel) wird es im griechischen Original in Druck gegeben. Das Titelblatt der Edition von 1562 stellt in einigen Vignetten die wichtigsten Episoden seines ärztlichen Lebens dar.*

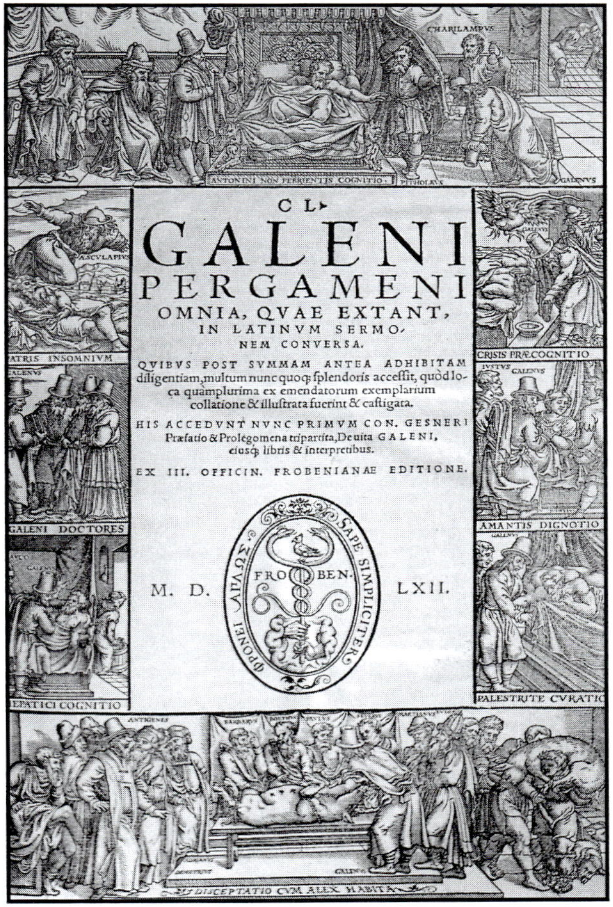

den. Der bedeutende Anatom Andreas Vesal (1514–1564) orientiert seine anatomische Nomenklatur und den Sprachstil seines wichtigsten Werkes *Sieben Bücher vom Bau des menschlichen Körpers* (*De humani corporis fabrica libri septem*, 1543) an der vollendeten Prosa Ciceros.

Als Beispiel für die terminologische Präzision, mit der Cicero die Anatomie des menschlichen Körpers als göttliche Schöpfung beschreibt, sei hier die Luftröhre (*Aspera arteria*) angeführt:

» Die Luftröhre dagegen, von den Ärzten *Aspera arteria* genannt, hat ihre Mündung dicht an den Wurzeln der Zunge, etwas oberhalb der Stelle, wo die Speiseröhre an die Zunge anschließt; sie reicht bis zu den Lungen, nimmt die beim Atmen eingesogene Luft auf, stößt ebenso die von den Lungen ausgehauchte Luft wieder aus und ist mit einer Art Deckel abgeschloßen, den sie zu dem Zweck erhalten hat, daß das Atmen nicht durch das zufällige Hineingeraten eines Speiserestes behindert wird.«
Sed cum aspera arteria – sic enim a medicis appellatur – ostium habeat adiunctum linguae radicibus paulo supra, quam ad linguam stomachus adnectitur, eaque ad pulmones usque pertineat excipiatque animam eam, quae ductast spiritu eandemque a pulmonibus respiret et reddat, tegitur quodam quasi operculo, quod ob eam causam datum est, ne, si quid in eam cibi forte incidisset, spiritus impediretur. (Cicero, 1990: 136, 1–15)

Wie Cicero benutzt auch Celsus den Terminus *Aspera arteria* (wörtlich: raue Röhre) zur Bezeichnung der Luftröhre (Celsus 1967, IV: 1), die zur Lunge führt, um diese von der zum Magen (*ventriculus*) führenden Speiseröhre (*stomachus*) zu unterscheiden. Diese lateinische Bezeichnung ist eine Übersetzung des griechischen *Tracheia arteria* (τραχεῖα ἀρτηρία), die sich auch beim Alexandriner Erasistratos findet.

Bis zum 5. Jahrhundert bleiben dies die einzigen Zeugnisse medizinischer Literatur in lateinischer Sprache. Aber gebildete Römer konnten ohnehin auf die griechischen Texte zurückgreifen. In seinem monumentalen, alle Gebiete der Medizin umfassenden Schriftencorpus (*Corpus Galenicum,* CG) stützte sich der in Rom tätige Galen von Pergamon im zweiten Jahrhundert nach Christus auf die bereits ausdifferenzierte griechische Fachsprache. Der nach Hippokrates bedeutendste Arzt der Antike fand im CH die Termini, die er für klinische Beobachtungen, Krankheitsbezeichnungen, Therapien und Kommunikation mit dem Patienten brauchte. Für die Anatomie hingegen waren die entsprechenden Schriften des Aristoteles und Platons *Timaios,* worin der Ursprung der Welt und des Menschen dargelegt wird, seine grundlegenden Quellen. Zudem benutzte er auch die Texte alexandrinischer Ärzte.

Die Situation ändert sich indes mit dem Untergang des Weströmischen Reiches im Jahre 476 und den damit verbundenen Völkerwanderungen. Der Niedergang der griechischen Kultur im 5. und 6. Jahrhundert bedingte die Notwendigkeit von Übersetzungen aus dem Griechischen ins

Lateinische und führte zu lateinischen Kompilationen aus den Werken der griechischen Klassiker. Zunächst in Norditalien, insbesondere zur Zeit Theoderichs (um 6. Jh.) in Ravenna, übersetzen griechische Gelehrte und Ärzte für ihre Kollegen, die des Griechischen nicht mehr mächtig sind, Texte in ein nicht eben klassisches, sondern eher vulgärsprachliches Latein. Der Einfluss der Volkssprachen, insbesondere des Italienischen und Französischen, das häufige Vorkommen von Diminutivformen (Verkleinerungsformen) und von postverbalen Substantiven (Substantive, die von Verben hergeleitet werden) sind charakteristisch für jenes Vulgärlatein, in dem die medizinische Literatur des frühen Mittelalters verfasst bzw. in das sie übersetzt worden ist. Eine ›Verwilderung‹ der Sprache führt zu Genuswechseln mit oder ohne Veränderungen in der Deklination (Neutra der 3. Deklination, wie *hepar* oder *albumen* werden wie Maskulina behandelt). In den Übertragungen zeugen die vielen griechischen Fachtermini, die zumeist einfach transkribiert worden sind, von den geringen Griechischkenntnissen der jeweiligen Übersetzer.

I. 2.2 ARABISCH ALS BRÜCKE ZWISCHEN GRIECHISCH UND LATEIN

Bis ins 11. Jahrhundert bleibt die medizinische Fachsprache ein Vulgärlatein, das durch die Übernahme griechischer Begriffe gekennzeichnet ist. Das Verständnis der unübersetzten Begriffe geht nach und nach verloren. Erst im 12. Jahrhundert entwickelt sich in der Schule von Salerno, wo ein universitätsähnliches Studium der Medizin sogar Frauen zugänglich gewesen sein soll *(mulieres salernitanae)*, eine medizinische Fachsprache, die auch Schriftsprache ist und die Grundlage einer wissenschaftlichen Terminologie bildet. Die ersten Erwähnungen von Ärzten in Salerno stammen aus dem 9. nachchristlichen Jahrhundert. An Ausstrahlung gewinnt diese medizinische Schule dann im 10. und 11. Jahrhundert, als die *magistri salernitani* Texte übersetzen und medizinische Schriften verfassen, auf denen die fundamentalen medizinischen Handbücher des Mittelalters beruhen. Der Geistliche Alphanus von Salerno (1015–1085) und der weit gereiste Drogenhändler und Kaufmann Constantinus Africanus (ca. 1010/15–1087), der nach 1065 als Mönch in Salerno wirkte, lösen diese Übersetzungswelle aus. Die arabischen Ärzte hatten das antike medizinische Lehrgut, vor allem die Texte Galens, bereits übersetzt und in die eigenen Denksysteme integriert. Während Alphanus das byzantinische Werk des Nemesios von Emesa (ca. 400) *Über die Natur des Menschen* (Περὶ φύσεως ἀνθρώπου), das als erste christliche Anthropologie gilt, ins Lateinische übersetzt, beginnt Constantinus Africanus mit der Übertragung arabischer Handschriften, die er von Nordafrika nach Süditalien mitgebracht hatte. Daraus entsteht ein umfangreiches, praxisbezogenes Textkorpus, das für die Lehre der Medizin in den mittelalterlichen Universitäten zentral sein wird. Einige Übersetzungen des Constantinus werden in der Folge zu einem wesentlichen Teil der sogenannten *Articella*, des ersten Lehrbuchs der Medizin an den europäischen Universitäten des 13. Jahrhunderts (Bologna, Paris und Montpellier). Für das Abendland gilt Constantinus als Vermittler der griechischen Medizin in arabischem Gewande. Die medizinische Fachsprache bereichert er durch lateinische Adaptionen arabischer Termini wie z. B. *rasca* oder *racha* aus dem arabischen *rusg* (das Gelenk) oder *Vena saphona* (richtiger *saphena*), aus dem arabischen *'irq aṣ- ṣāfin*. Teilweise sind griechische Termini tatsächlich nur über diesen Umweg der arabischen Vermittlung in die lateinische Terminologie eingeflossen. Zum Beispiel die *Vena cephalica* aus dem arabischen *al-qīfāl*, das wiederum auf das griechische φλέψ κεφαλική zurückzuführen ist oder die *Vena basilica* aus dem arabischen *'irq al-bāsilīq* (gr. φλέψ βασιλική). Die Bezeichnungen für die Hirnhäute sind Lehnübersetzungen, die auf Constantinus zurückgehen. Im Arabischen wurden einige Körperteile durch jeweils eine Verwandtschaftsbezeichnung und eine Sachbezeichnung benannt. So werden die Hirnhäute »Mütter des Gehirns« genannt *ummā'd-dimāg*, was Constantinus mit *Matres cerebri* ins Lateinische überträgt. Um die äußere von der inneren Hirnhaut zu unterscheiden, hatten arabische Ärzte aus dem Griechischen (ἡ σκληρὰ und ἡ λεπτὴ oder ἡ παχεῖα μῆνιγξ) die Bezeichnungen *al-umm al-ğ ğāfiya* »die harte Mutter« und *al-umm ar-raqīqa*, »die zarte Mutter« eingeführt. Constantinus übersetzt die äußere Hirnhaut korrekt mit *Dura mater*, für die innere führt er allerdings die terminologisch gewordene Bezeichnung *Pia mater* ein und verwendet *pius* (eigentlich »fromm«) für zart bzw. weich. Die von Constantinus geprägte Terminologie ist sowohl durch Neuschöpfungen gekennzeichnet als auch durch die bereits im frühen Mittelalter ausgebildeten terminologischen Möglichkeiten (z.B. *Dentes canini, D. incisores, D. molares, pupilla,* etc.). Verbalabstrakta auf *-tio (perforatio, continuatio, colatio),* Eigenschaftsabstrakta auf *-tas (concavitas, extremitas, profunditas),* Metaphern (*Prora cerebri* und *Puppis cerebri* = das Vorder- und Hinterteil des Gehirns, eigentlich Vorder- und Hinterteil des Schiffes) verleihen der von Constantinus eingeführten Sprache jene Abstraktionskraft, die als maßgebliche Voraussetzung für die Weiterentwicklung der medizinischen Terminologie gilt. Damit war auch die Grundlage für die medizinische Ausbildung gelegt, die in Salerno durch die von Kaiser Friedrich II. (†1250) erlassenen Statuten (1231 – 1240) geregelt wurde. Dieses im europäischen Kulturraum einzigartige und bereits universitär geprägte Zentrum sah in der Ausbildung die Verbindung von Philosophie und Medizin vor. Neben der Logik war der Erwerb chirurgischer Kenntnisse für alle zukünftigen Ärzte selbstverständlich. Anatomieunterricht und Tiersektion gehörten zum Lehrprogramm der Chirurgen. Die entsprechenden Texte standen den Studierenden nun als Kompendien und Übersetzungen zur Verfügung.

Es muß aber noch ein weiteres Übersetzungszentrum erwähnt werden, in dem zur selben Zeit wie in Salerno medizinische Texte aus dem Arabischen ins Lateinische übertragen wurden. Im spanischen Toledo, wo Gerhard von Cremona (um 1114 – 1187) seit 1170 in ähnlicher Funktion wie Constantinus in Salerno gewirkt hat, wird Avicennas (980 – 1037) *Canon* übersetzt. In diesem Werk hatte der Universalgelehrte und Arzt Avicenna beinahe alle Gebiete der Medizin behandelt. Der *Canon* lässt sich seit Anfang des 14. Jahrhunderts in den Studienplänen von Montpellier (1308), Paris (1338) und Bologna (1378) nachweisen. Gerhard von Cremona arbeitet mit einer Gruppe von Übersetzern und befasst sich mit allen Wissensgebieten der Medizin. In seinem umfangreichen Werk finden sich Schriften zur Diagnostik und Therapie, Physiologie und Pathologie. Im Vergleich zu den Übersetzungen von Constantinus lässt sich hier eine verstärkte Präsenz arabischer Fremdwörter feststellen, die auf dürftige medizinische Kenntnisse des Übersetzers hindeuten. Gerhard verwendet z.B. *mirach* aus dem arabischen marāqq für das *peritoneum* oder *encaras* von dem griechi-

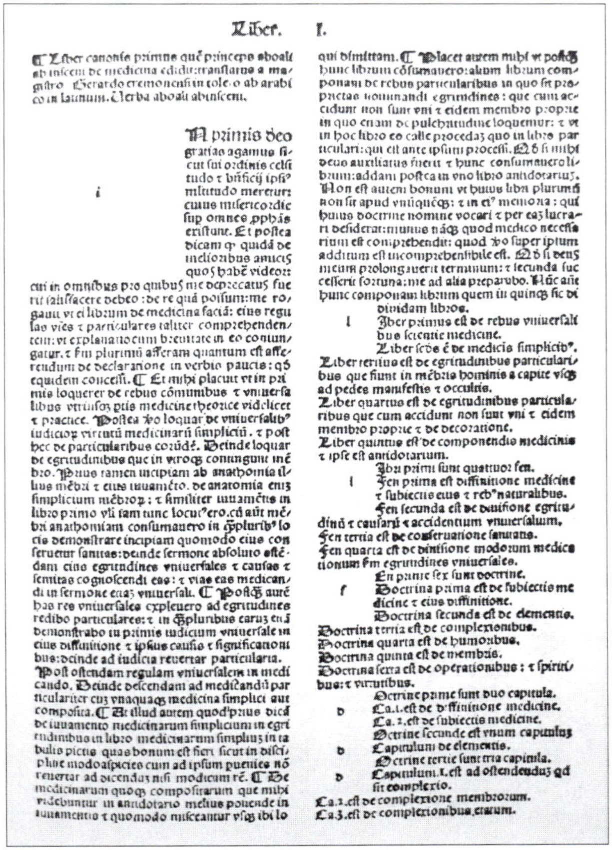

Liber. I.

¶ Liber canonis primus quē princeps aboali abinsceni de medicina edidit: translatus a magistro Gerardo cremonensi in toleto ab arabico in latinum. Verba aboali abinsceni.

In primis deo gratias agamus sicut sui ordinis celsitudo ⁊ bñficij ipsi⁹ multitudo meretur: cuius misericordie sup omnes pphās existunt. Et postea dicam q̄ quidā de melioribus amicis quos habē videor: cui in omnibus pro quibus me deprecatus fuerit satisfacere debeo: de re quā possum: me rogauit vt ei librum de medicina faciā: eius regulas vñes ⁊ particulares taliter comprehendentem: vt explanatio cum breuitate in eo coniungatur. ⁊ sm plurimū afferam quantum est afferendum de declaratione in verbis paucis: qđ equidem concessi. ¶ Et mihi placuit vt in primis loquerer de rebus cōmunibus ⁊ vniuersalibus vtriusq̄ ptis medicine theorice videlicet ⁊ practice. Postea vero loquar de vniuersalib⁹ iudicio⁊ virtutū medicinarū simpliciū. ⁊ post hec de particularibus eorūdē. Deinde loquar de egritudinibus que in vtroq̄ contingunt mēbro. Prius tamen incipiam ab anathomia illius mēbri ⁊ eius iuuamēto. de anatomia eniꝫ simplicium mēbro⁊: ⁊ similiter iuuamētis in libro primo vlī iam tunc locut⁹ero. cū aūt mēbri anathomiam consumauero in q̄pluribꝰ locis demonstrare incipiam quomodo eius conseruetur sanitas: deinde sermone absoluto ostēdam eius egritudines vniuersales ⁊ causas ⁊ semitas cognoscendi eas: ⁊ vias eas medicandi in sermone etiaꝫ vniuersali. ¶ Postq̄ aūtē has res vniuersales expleuero ad egritudines redibo particulares: ⁊ in q̄pluribus earuꝫ eū ā demonstrabo in primis iudicium vniuersale in eius diffinitione ⁊ ipsius causis ⁊ significationibus: deinde ad iudicia reuertar particularia. Post ostendam regulam vniuersalem in medicando. Deinde descendam ad medicandū particulariter cuꝫ vnaquaq̄ medicina simplici aut composita. ¶ At illud autem quod prius dicā de iuuamento medicinarum simpliciuꝫ in egritudinibus in libro medicinarum simpliciuꝫ in tabulis pictis quas bonum est fieri sicut in disciplinis modo aspicies cum ad ipsum peruenies nō reuertar ad dicendaꝫ nisi modicam rē. ¶ De medicinarum quoq̄ compositarum que mihi videbuntur in antidotario melius ponende in iuuamentis ⁊ quomodo misceantur vsq̄ ibi loqui dimittam. ¶ Placet autem mihi vt postq̄ hunc librum cōsumauero: aliud librum componam de rebus particularibus in quo sit proprietas nominandi egritudines: que cum accidunt non sunt vni ⁊ eidem membro proprie in quo etiam de pulchritudine loquemur: ⁊ vt in hoc libro eo calle procedaꝫ quo in libro particulari: qui est ante ipsum processi. Qđ si mihi deus auxiliatus fuerit ⁊ hunc consumauero librum: addam postea in vno libro antidotariuꝫ. Non est autem bonum vt huius libri plurimū non sit apud vnūquēq̄: ⁊ in ei⁹ memoria: qui huius doctrine nomine vocari ⁊ per eaꝫ lucrari desiderat: minus nāq̄ quod medico necessarium est comprehendit: quod vero super ipsum additum est incomprehensibile est. Qđ si deus meum prolongauerit terminum: ⁊ secunda successerit fortuna: me ad alia preparabo. Nūc aūt hunc componam librum quem in quinq̄ sic diuidam libros.

l Liber primus est de rebus vniuersalibus scientie medicine.
Liber scđs ē de medicis simplicib⁹.
Liber tertius est de egritudinibus particularibus que fiunt in mēbris hominis a capite vsq̄ ad pedes manifestis ⁊ occultis.
Liber quartus est de egritudinibus particularibus que cum accidunt non sunt vni ⁊ eidem membro proprie ⁊ de decoratione.
Liber quintus est de componendis medicinis ⁊ ipse est antidotarium.
Libri primi sunt quattuor fen.
l Fen prima est diffinitione medicine ⁊ subiectis eius ⁊ reb⁹ naturalibus.
Fen secunda est de diuisione egritudinū ⁊ causarū ⁊ accidentium vniuersalium.
Fen tertia est de conseruatione sanitatis.
Fen quarta est de diuisione modorum medicationum sm egritudines vniuersales.
En prime sex sunt doctrine.
f Doctrina prima est de subiectis medicine ⁊ eius diffinitione.
Doctrina secunda est de elementis.
Doctrina tertia est de complexionibus.
Doctrina quarta est de humoribus.
Doctrina quinta est de membris.
Doctrina sexta est de operationibus: ⁊ spiritibus: ⁊ virtutibus.
Octrine prime sunt duo capitula.
d Ca. 1. est de diffinitione medicine.
Ca. 2. est de subiectis medicine.
Octrine secunde est vnum capitulū
d Capitulum de elementis.
Octrine tertie sunt tria capitula.
d Capitulum 1. est ad ostendenduꝫ qđ sit complexio.
Ca. 2. est de complexione membrorum.
Ca. 3. est de complexionibus etatum.

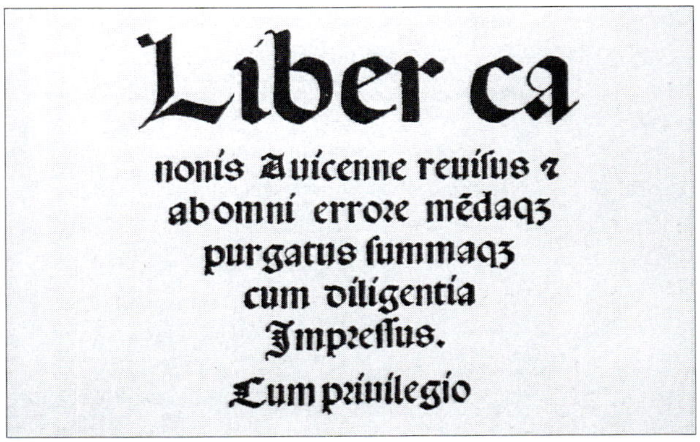

Liber canonis Auicenne reuisus ⁊ ab omni errore mēdaq; purgatus summaq; cum diligentia Impressus.
Cum priuilegio

***Abb. 6** Das Hauptwerk des »princeps medicorum« Avicenna (980 – 1037) heißt* Al qanun fi't-tibb *(Satzung, Regel, Gesetzwerk der Heilkunde). Im Lateinischen als* Liber Canon *oder* Canon medicinae *bekannt, gehörte es zu den autoritativsten medizinischen Quellen des Mittelalters und der frühen Neuzeit.*

Abb 7 a) *»De maxilla inferiori« (Vom unteren Kiefer) aus dem anatomischen Werk Vesals*
Abb 7 b) *»De dentibus« (Von den Zähnen) aus dem anatomischen Werk Vesals. Zu erkennen sind die nummerierten »Dentes incisorii« (1,2), der »Dens caninus« (3) und die »Molares dextri« (4,5,6).*

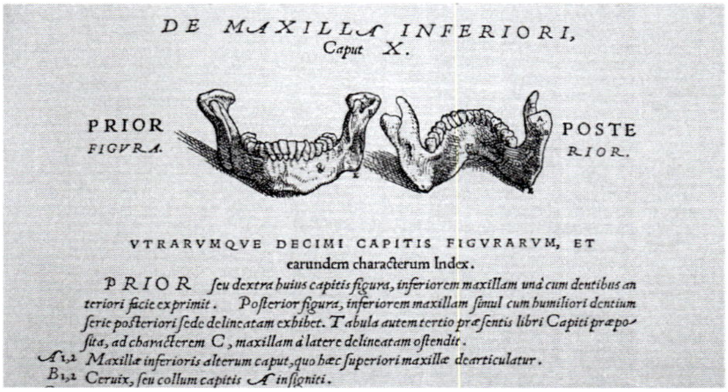

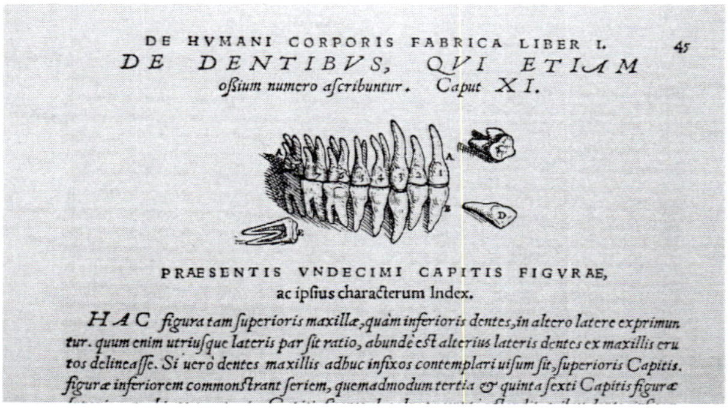

schen *pancreas* (πάγκρεας), aus dem arabischen *bānqarās,* das zunächst in dieser und nicht in der von Constantinus angeregten Form *(pongras)* weiterlebt. Aus dem Griechischen stammende Lehnwörter (*epiglottis,* bei Constantin *Cataracta gutturis*) sind bei Gerhard hingegen selten. Die Bezeichnungen für die Kopfnähte sind ein Beispiel dafür, dass auch ursprüngliche arabische Termini erhalten blieben. Die *Sutura sagittalis,* Pfeilnaht, geht auf das arabische *sahmī,* pfeilartig, zurück, »denn da steht es wie der Pfeil zum Bogen« (*quia stat, ut sagitta ad arcum,* nach Hyrtl, 1880: 510). Die *Sutura coronalis,* Kranznaht, entsteht aus dem arabischen *iklīlī,* kranzartig, das wiederum eine Wiedergabe des griechischen *stefanaios* (στεφαναῖος), kranznahtartig, ist; abgeleitet von *stefane* (στεφάνη) im Sinne von Kranznaht. Dieser Terminus setzt sich gegenüber anderen (*Sutura coronata* = Kranznaht, *Sutura arcualis* = bogenförmige Naht) durch, obwohl er nicht ganz passend ist als Bezeichnung für die Naht, die den Schädel teilt und nicht, wie ein Kranz, den Kopf in einen unteren und oberen Teil trennt. Bei Hippokrates hatten die Hirnnähte noch keine eigenen Namen. Im 1. Jahrhundert nach Christus notiert Rufus von Ephesos (ca. 50–140 n.Chr.) in seinem Werk über die anatomischen Nomina, dass die Hirnnähte ihre Namen erst durch die ägyptischen Ärzte erhalten hätten. Galen, der sich in Alexandria aufhielt, nimmt diese griechischen Bezeichnungen in seine Schriften auf. So nennt er die Naht, die das Stirnbein umsäumt *stefanaia* (στεφαναία), was einerseits Rand, Umgebung, Einfassung und andererseits weiblicher Hauptschmuck, Blumenkranz bedeuten kann. Das lateinische *corona* hat dieselbe Doppelbedeutung (Rand und kranzförmiger Hauptschmuck). Wie verschlungen die Wege der Übersetzung von einer Sprache in die andere sein können, vor allem, wenn dabei metaphorische Konstruktionen transportiert werden, bringt der philologisch geschulte Anatom Josef Hyrtl (1810–1894) auf den Punkt:

> » Wenn nun στεφαναὶα mit *sutura coronalis* oder *coronaria* übersetzt wurde, so ist dieses nicht des Kranzes oder der Krone wegen geschehen, sondern aus der Vorstellung einer ›Begrenzungsnaht‹ des Stirnbeins entsprungen. ›Grenznaht‹ des Stirnbeins, sollte also statt ›Kranznaht‹ gesagt werden. Kranznaht wäre noch besser als Kronennaht. Denn Kronen, im jetzigen Sinne, als Zeichen königlicher Würde, gab es bei den Griechen und Römern nicht, – sie kannten nur Diademe. […] *Coronarius,* in anatomischer Anwendung, ist ein Barbarismus, weil es in gewöhnlicher Sprachweise, als ›zu Kränzen dienlich‹ oder ›Kränze erzeugend‹, behandelt wird.« (Hyrtl, 1880: 508-509)

Diese noch heute nachweisbaren terminologischen Spuren einer arabisierten griechischen Medizin markieren den Durchbruch zu einer neuen Terminologie; einer Terminologie, die abstraktionsfähig ist und bis zum Ende des 15. Jahrhunderts allgemein verbindlich bleibt. Zwar war die mittelalterliche medizinische Fachsprache sicherlich weit vom klassischen Latein entfernt, eher »barbarisiert«, trotzdem wird an den Universitäten des Mittelalters in diesem von griechischen, arabischen, romanischen Elementen durchsetzten Latein geschrieben und gelehrt.

I.3 *AD FONTES* – DER RÜCKGRIFF AUF GRIECHISCHE UND LATEINISCHE ORIGINALTEXTE

I. 3.1 SPRACHE ALS STREITFELD

In seiner *Invektive gegen einen Arzt* (*Invectiva contra medicum quendam,* 1353) ergeht sich der berühmte Humanist und *poeta laureatus* Francesco Petrarca (1304–1374) in vehementer Kritik an der Ärzteschaft. Die Schärfe dieses Textes beeindruckt auch heutige Leser. Die Ärzte zeichnen sich Petrarca zufolge mehr durch Geschwätzigkeit als durch Sachkenntnis aus. In einem Brief vom 12. März 1352 an den erkrankten Papst Clemens VI (um 1290–1352) hatte Petrarca sich besorgt über den Gesundheitszustand des Papstes gezeigt. Allerdings betrübt ihn weniger die Krankheit als die Tatsache, dass Ärzte das Bett des Kranken belagern:

» Tatsächlich haben sie unter Hintansetzung ihres Berufes bereits gewagt, das eigene Dornengestrüpp zu verlassen, um den Hain der Dichter und das Feld der Redner aufzusuchen. Als ob sie nicht heilen, sondern überreden müßten, führen sie am Bett der Bemitleidenswerten lautstarke Diskussionen und, während diese sterben, versuchen sie, hippokratische Problemknoten mit dem Faden des Tullius [Cicero] zu lösen.«
Iam enim professionis suae immemores, et dumetis propriis exire ausi, poetarum nemus et rhetorum campum petunt, et quasi non curatori, sed persuasori, circa miserorum grabatulos magno boato disputant; atque illis morientibus, Hippocraticos nodos et Tulliano stamina permiscentes. (Petrarca, 2005: V, 19)

Petrarca hebt den niedrigen Status der Medizin als *ars mechanica* (Handwerk) hervor, betont, dass sie sich nur mit dem Körper und nicht mit der Seele befasse und verurteilt die Lohnabhängigkeit der Ärzte, die sich negativ auf ihre Moral auswirke. Sehr bald wird die rhetorische Fehde der Berufsgruppen ausgeweitet und nimmt stark polemischen Charakter an, während weitere Wissenschaftler, Mediziner und Künstler des Frühhumanismus involviert werden. Im Zentrum des Kompetenzstreites zwischen Dichtern und Medizinern steht die *ars loquendi* (Redekunst), von der die konkurrierenden Gruppen regen Gebrauch machen. Gegen jene Ärzte, die sich im eitlen Glanz ihrer Worte sonnen *(verborum elegantia gloriantur)* sind die Vorwürfe Petrarcas gerichtet. Sowohl wissenschaftlich als auch moralisch gesehen seien Mediziner inkompetent, ja einfach *mechanici,* die obendrein noch Bücher schrieben. Der Dichter wirft ihnen Pseudo-Rhetorik vor (vgl. Bergdolt 1992). Die bereits in der Antike entwickelte Redekunst, die in erster Linie eine Kunst der Überzeugung war, scheint Petrarca im Munde von Medizinern, insbesondere derjenigen, die über ihren Mangel an Sachkenntnis hinwegzutäuschen versuchen, zu einem äußerst gefährlichen, ja letalen Instrument geworden zu sein. Diese »geschwätzigen« Mediziner, gegen die Petrarca so viel Hass empfindet, sind Vertreter einer Kunst, die ihre mündliche Kommunikation dialektisch gestaltet und sich geschickt der Literaturgattung der *Quaestiones* (Frage-Antwort) bedient. Petrarca mag hier die scholastischen Vertreter der gelehrten Ärzteschaft gemeint haben, die immer streitbereit sind und die Gewohnheit pflegen, bedenkenlos und laut am Krankenbett mit Kollegen zu disputieren, *consultationes* abzuhalten, ohne auf den Patienten und seine Angehörigen Rücksicht zu nehmen. Indem sie unmäßigen Wert auf Worte legen, ignorieren Ärzte, dass »die Worte sich ändern, die Dinge aber, worauf die Wissenschaft basiert, bleiben« und vergessen schließlich, dass ihr Hauptauftrag das Heilen ist (*mutantur verba, manent res, in quibus scientiae fundate sunt,* Petrarca, 2003, III: 148). Die Gründe für die radikale Kritik Petrarcas an der Ärzteschaft mögen in persönlichen Erfahrungen zu suchen sein, oder auch in der Konkurrenz zwischen den zwei zwar angesehenen, aber trotzdem von Herrschern, Geistlichen und Mäzenen abhängigen Klassen von Intellektuellen, den Ärzten und Dichtern. Sicher ist, dass Petrarca in einer Zeit lebte, in der Europa durch die Pest erschüttert wurde und die Ärzte dieser Katastrophe hilflos gegenüber standen. Mediziner dürften in den Jahren der verheerenden Seuche, die um 1348 ausbrach und die europäische Bevölkerung um ein Drittel dezimierte, ihre Machtlosigkeit so stark wie noch nie zu spüren bekommen haben. Die Darstellung des Arztes in der zeitgenössischen Literatur dokumentiert zwei Extreme: Das Bild des sich aufopfernden Pflegers und Trösters steht im Gegensatz zu dem des egoistischen, materialistischen Mediziners, der den Ort der Seuche eilig verlässt und redegewandt Argumente zur Rechtfertigung seiner Flucht findet.

Die Literatur der Renaissance wird von lächerlichen, geschwätzigen Ärzten bevölkert. Sie treten z.B. in den Komödien von Niccolò Machiavelli (1469–1527) und von Molière (1622–1673) auf. So beschreibt Machiavelli den Arzt im Prolog zu *La Madragola* (*Die Alraune*, 1520) als »wenig schlau« (»un dottor poco astuto«), weil er u.a. auf seinem unverständlichen Medizinerlatein beharrt. Noch eineinhalb Jahrhunderte später zeichnet Molière in *Le Malade imaginaire* (*Der eingebildete Kranke*, 1673) ein beinahe identisches Bild vom stümperhaften, selbstverliebten, machtbesessenen Arzt und prangert blinden Autoritätsglauben und dilettantische Benutzung des Fachjargons an. Die solcherart charakterisierten Ärzte gehören auch zu den Erzfeinden des Paracelsus (1493–1541), des auf Deutsch schreibenden *enfant terrible* der Medizin. Von Andreas Vesal werden sie mit Dohlen verglichen, die vor ihren Kathedern sitzend lateinische Texte vorlesen und anstatt mit eigenen Händen zu sezieren, die Leichen von groben Barbieren zerfetzen *(lacerare)* lassen. Der unvermögende, schwatzhafte Arzt wird zum Topos, von dem sich noch heute in geläufigen negativen Arztbildern Elemente finden lassen (Vesal 1543: 2r). Zum schlechten Arzt – das hat Petrarca entschieden und wütend demonstriert – gehört das ungeschickte, unmoralische oder unreflektierte Umgehen mit einem Fachjargon, der auch als Instrument der Machtausübung gegenüber dem einzuschüchternden Patienten eingesetzt oder im Umgang mit Kollegen strategisch gebraucht wird, um Unwissen zu verbergen.

Es ist offensichtlich, dass diese seit dem 14. Jahrhundert immer stärker werdende Kritik am Umgang der Ärzteschaft mit ihrer Sprache auch als Zeichen einer Krise der Medizin an der Schwelle zum Humanismus gedeutet werden kann. Sowohl Laien als auch Ärzte bekunden ihre Unzufriedenheit mit der Medizin ihrer Zeit, indem sie sich kritisch über die teils unsachgemäße und teils allürenhafte Benutzung des Medizinerlateins äußern und sich gegenseitig sprachliche Unreinheiten vorwerfen.

Dem Schweizer Arzt und Alchemisten Paracelsus wird von etablierten Ärzten und Apothekern vorgeworfen, er würde Krankheitsnamen erfinden, in einem wilden Deutsch schreiben und sich nicht an die Konventionen des gesprochenen und schriftlichen Lateins halten. Paracelsus hatte an der Universität Basel Vorlesungen auf Deutsch gehalten und für empörte Reaktionen unter den akademischen Kollegen gesorgt. Er ging dabei kompromisslos gegen die lateinkundigen, sophistischen »Pseudoärzte« vor, denen er Landpraktiker, Hebammen, Wundchirurgen, Bader und Barbiere vorzog, und betonte: »[...] daß ein Arzt ohne Werk nichts taugt und, daß das Werk den Arzt ausmacht und nicht das Geschwätz« (Paracelsus, 2003: 41). Unbekümmert kreiert der wandernde Schweizer Arzt Wörter, wobei er sich von disparaten Quellen inspirieren lässt. Beispielsweise sind Geisteskrankheiten für ihn *Morbi invisibiles*. Diese Bezeichnung ist jedoch viel zu vage, um sich durchzusetzen. Eine andere von ihm erfundene Bezeichnung, *synovia* (Gelenkschmiere, aus *syn* = gr. zusammen und *ovum* = lat. Ei), hingegen ist heute noch in Gebrauch. Paracelsus hatte die *synovia* als den »Nährstoff der Gelenke« bezeichnet.

Die Sensibilisierung für die Bedeutung der Fachsprache als Bestandteil der Wissenschaft und für ihren Gebrauch als Medium der Kommunikation erklärt sich einerseits durch die heftig geführte Kontroverse innerhalb der heterogenen Gruppe der Mediziner und heilkundig Tätigen, die eine zum Teil schriftlich ausgetragene Streitkultur nähren. Andererseits stellen die im 16. Jahrhundert wiederentdeckten Hippokratischen und Galenischen Texte, die nun im griechischen Original und in lateinischen Übersetzungen gedruckt werden, den Ausgangspunkt für die Wiedergeburt der Inhalte und der Sprache der antiken Medizin dar. Nicht zuletzt vollzieht sich zwischen dem 16. und 17. Jahrhundert in Anatomie, Chirurgie und Physiologie ein grundlegender Wandel, der eng verbunden ist mit Empirie und Beobachtung und mit ersten Quantifizierungsansätzen, also mit sämtlichen Vorstufen einer experimentierfreudigen wissenschaftlichen Einstellung. Diese Haltung, die die Mediziner zur systematischen, manuellen und methodischen Naturbefragung verpflichtet, verändert ganz wesentlich die Art, Texte zu lesen und Begriffe zu handhaben.

I. 3.2 VON DER *ANATOMIA PHILOLOGICA* ZUR *NOSOLOGIA SYSTEMATICA*

Für die Anatomie (*ana* = auf, hindurch + *temnein* = schneiden, zerschneiden, aufschneiden, sezieren) ist die exakte, unmissverständliche Bezeichnung der zergliederten Körperteile grundlegend. In kaum einem anderen Bereich der Medizin wurde diese Notwendigkeit so stark empfunden. Das hatte zur Folge, dass bereits in Zeiten, in denen die Sektionen ausschließlich Tiersektionen waren, Texte zur anatomischen Terminologie verfasst worden sind. Rufus von Eph-

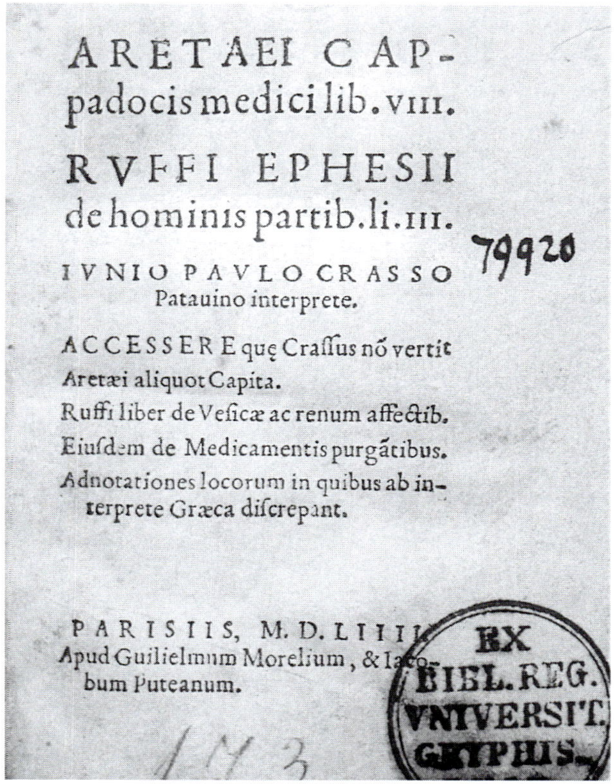

ARETAEI CAP-
padocis medici lib. VIII.
RVFFI EPHESII
de hominis partib. li. III.
IVNIO PAVLO CRASSO
Patauino interprete.
ACCESSERE quę Craſſus nō vertit
Aretæi aliquot Capita.
Ruffi liber de Veſicæ ac renum affectib.
Eiuſdem de Medicamentis purgātibus.
Adnotationes locorum in quibus ab interprete Græca diſcrepant.
PARISIIS, M. D. LIIII.
Apud Guilielmum Morelium, & Iacobum Puteanum.

Abb. 8 *Dieser kleinformatige Oktavdruck von 1554 enthält die medizinischen Schriften von Aretaios (1 Jh.) und von Rufus von Ephesos (ca. 50-ca. 140) in lateinischer Sprache. Rufus' Werk* De hominis partibus *stellt einen der ersten Versuche dar, die Anatomie deutlich, systematisch und terminologisch korrekt darzulegen.*

esos ist der erste Autor, der das pragmatische Ziel verfolgt, ein Anatomielexikon für seine Medizinschüler anzufertigen: *De corporis humani partium appellationibus libri tres* gelten als Prototyp anatomischer Lexika (Abb. 8). Rufus vergleicht das Erlernen des Spielens der viersaitigen Lyra mit dem ersten Zugang zur Grammatik. Der Vergleich ist berechtigt. So wie die Grammatik die verbindliche Beschreibung des Regelsystems einer Sprache ist, stellt die Anatomie, als Lehre vom Bau der Körperteile, das Grundlagenwissen der Medizin dar. Rufus beobachtet, dass diejenigen, die das Instrument zu spielen beginnen, zunächst die vier Saiten berühren und benennen. In ähnlicher Weise machen wir uns mit der Grammatik vertraut, indem wir ihre Elemente benennen. Auch in allen anderen Künsten, zum Beispiel in der Schmiedekunst, werden zunächst die Namen der Materialien, Gegenstände und Instrumente gelehrt, die dem jeweiligen Handwerk eigen sind. Rufus stellt sich und dem Leser folgende rhetorische Frage, als deren Beantwortung sein eigenes Werk zu verstehen ist: Warum sollten erhabenere Künste nicht wie die niederen mit der Erläuterung der eigenen Bezeichnungen anfangen? Voraussetzungen für das Erlernen der medizinischen Kunst sind das Unterscheiden, Verstehen und das richtige Aussprechen aller Körperteile (Rufus 1554, Kap.1). Die Methode, die Rufus für seinen Unterricht vorsieht, basiert auf der Erfahrung. Da Kinder das am besten lernen und im Gedächtnis behalten, was sie zugleich sinnlich wahrnehmen, wird es angebracht sein, mit der Sektion von – möglichst menschenähnlichen – Tieren anzufangen. Auf diese Weise wird all das, was genannt und gelernt werden soll, nach und nach demonstriert und gezeigt (Rufus 1554, Kap. 2), wobei das Buch nach dem Ordnungsprinzip »von Kopf bis zum Fuß« *(a capite ad calcem)* strukturiert ist.

Auch Galen von Pergamon verfasste eine Schrift *Über die medizinischen Namen,* die, nur in einer arabischen Übersetzung überliefert, 1931 aus dem Arabischen ins Deutsche übersetzt worden ist. Sein Anliegen war es, auf die Nutzlosigkeit und die Gefahren von Begriffsdiskussionen hinzuweisen (z.B. bei der Unterscheidung der zahlreichen Fieberarten). Zeitgenössische Kollegen, das belegt Galen anhand mehrerer Beispiele, befassten sich inzwischen kaum mehr mit der Heilung der Patienten und deren Therapiemöglichkeiten, da sie sich in pedantisch-kleinliche terminologische Auseinandersetzungen verwickeln ließen. Obwohl Galen gegenüber der Bedeutung von Namen und Definitionen in der Medizin, insbesondere zu Beginn des Studiums, eine kritische Stellung einnimmt, scheint er sich in einem Punkt mit Rufus im Einklang zu befinden:

» Denn die späteren Ärzte begehen bei ihrem Gebrauch der Namen zwei Fehler, die nicht gering sind: der eine ist, daß sie beim Lehren mit ihnen beginnen, während sie doch mit den Sachen selbst beginnen sollten, welche Namen tragen; der zweite ist, daß sie sich nicht merken, wie dieselben bei ihren ärztlichen Vorgängern vorkommen, und nicht einen jeden von ihnen in der Bedeutung anwenden, in welcher die Alten ihn anzuwenden pflegten. Ich will dir jeden dieser beiden Fehler für sich allein klar machen und zunächst beschreiben, wie man das Lehren einrichten muß.« (Galen, 1931: 14)

Abb. 9 *Ungefähr 15 lateinische und drei italienische Übersetzungen des naturwissenschaftlichen Werkes* De re medica libri VIII *von Celsus erschienen bereits in der zweiten Hälfte des 15. Jahrhunderts. Mehr als 40 lateinische Editionen sowie Übersetzungen in alle westeuropäischen Landessprachen zirkulieren während des 16. Jahrhunderts.*

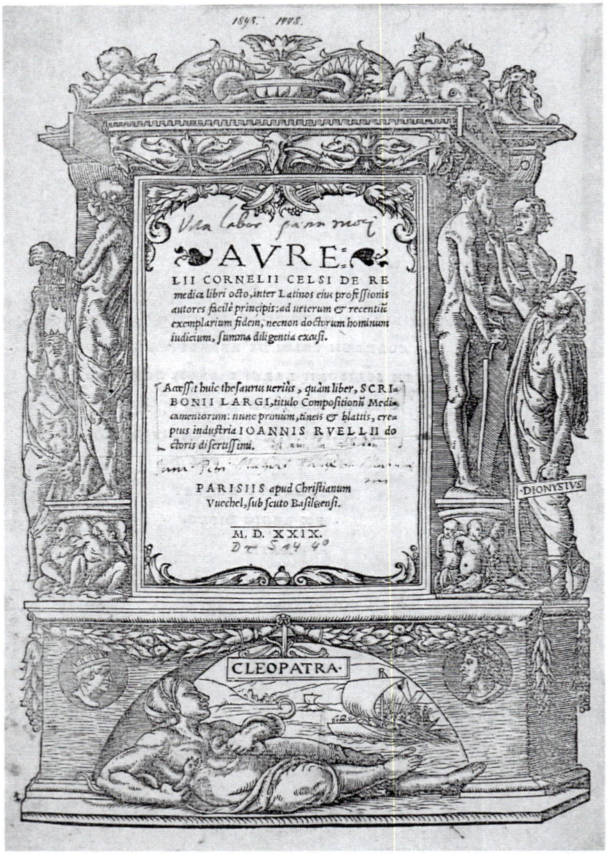

Wie Rufus es für sinnvoll hielt, das Erlernen der medizinischen Namen in Zusammenhang mit der Erfahrung der Tiersektion zu gestalten, so hält auch Galen, als passionierter Anatom, der Vivisektionen und Sektionen von Tieren öffentlich demonstrierte und grundlegende Werke zur Anatomie des Menschen verfasste, das Lernen von Vokabeln, die noch unbekannte Dinge bezeichnen, für nutzlos. Außerdem erkennt er mögliche Fehlerquellen im mangelnden sprachhistorischen Bewusstsein der Ärzte. Wer die Begriffe der ärztlichen Vorgänger verwendet und ihre ursprüngliche Bedeutung ignoriert bzw. ändert, produziert missverständliche Bezeichnungen. Pragmatisch betrachtet, empfiehlt es sich, den Begriffen treu zu bleiben und sich mit den »Dingen« zu befassen:

» Die Namen zwingen denjenigen, welcher sich ihnen zuwendet und zu ihnen hinneigt, zur Erniedrigung und Versklavung vor ihnen und verhindern ihn, für sich einen anderen Weg als sie zu suchen, auf dem er zur Feststellung der Dinge gelangen und in sich das Fach(wissen) festigen könnte, weil die Zahl der Sachen (Begriffe) in ihm ebensogroß ist als wie die der Namen.« (Galen, 1931: 15)

In einer Epoche, in der die Anatomie noch keine erschlossene Wissenschaft ist, leuchtet diese Aussage ein. Und gerade weil Experiment und Erfahrung oft zu Entdeckungen führen können, legt Galen Kriterien für die Namensgebung fest. Er schlägt u. a. vor, Metaphern, die einfache Vergleiche mit bekannten Gegenständen ermöglichen, oder Wortableitungen zu verwenden (Galen, 1931: 16–17). Er rät davon ab, Namen frei zu erfinden.

Andreas Vesal, der als Begründer der neuzeitlichen Anatomie gilt und dessen epochales Werk *Über den Bau des menschlichen Körpers* (*De humani corporis fabrica libri septem*, 1543) einen Meilenstein in der Medizingeschichte darstellt, steht nicht selten vor bis dahin nie beobachteten Strukturen oder Körperteilen und folgt der Empfehlung Galens. Er versucht, bei ihrer Benennung einheitliche Regeln zugrunde zu legen. 1300 Jahre nach Galen sind dessen Auffassungen für die Arbeit des frühneuzeitlichen Anatomen Vesal zunächst noch immer verbindlich. Das anatomische Wissen des 16. Jahrhunderts basiert fast ausschließlich auf der *Anatomia Galeni*. Allerdings hatten bereits Anatomen wie Berengario da Carpi (ca. 1470–1530) oder Alessandro Benedetti (1452–1512) feststellen müssen, dass die menschliche Anatomie nicht ganz mit der von Galen beschriebenen übereinstimmt. Diese ›Vorvesalianer‹ hatten begonnen, das autoritative, seit der Antike legitimierte und fast unverändert weitergegebene Konglomerat medizinischen Wissens in Frage zu stellen. Vesal setzt ihre Arbeit fort. Auch aus terminologischer Perspektive betrachtet, ist die Innovation des in Padua wirkenden Vesal von entscheidender Bedeutung. Dass Latein noch heute anatomische Fachsprache ist, geht wesentlich auf sein Wirken zurück. Sein kritischer Umgang mit der Fachsprache entspringt der intensiven Auseinandersetzung mit den anatomischen Schriften Galens. Den Ausgangspunkt dafür bildet Galens Werk *Über die Körperteile und deren Gebrauch (De usu partium corporis humani),* in dem die Anatomie unter physiologischen und teleologischen Kriterien konzipiert ist. Vesal distanziert sich jedoch zunehmend von dieser auf Tiersektion basierenden Anatomie, die das ganze Mittelalter beherrscht hatte und von der Mehrheit seiner Kollegen mühsam aufrecht erhalten wurde. Er wagt es zu zeigen, dass einige der auf Tiersektion beruhenden Galenischen Feststellungen von Irrtümern behaftet sind, und sieht das Sezieren menschlicher Leichen ausdrücklich als einzig zuverlässigen Weg der Erkenntnis des menschlichen Körperbaus. Vesal propagierte die konsequente Benutzung der klassischen lateinischen Übersetzung griechischer Termini. Er wollte die Begriffe zu ihrer reinen, ursprünglichen Form – vor der arabischen mittelalterlichen Vermittlung – zurückführen. Die Sprache Ciceros gilt ihm als das ideale klassische Latein, das er verwenden möchte. Nur in Ausnahmefällen übernimmt Vesal griechische Bezeichnungen. Der Begriff *peritonaeum* für das Bauchfell wurde bereits von Hippokrates, Galen und Rufus von Ephesos verwendet. Vesal bemerkt, dass die lateinische Sprache für dieses Gebilde kein Wort besitzt (Cornelius Celsus benutzte den Namen auf Griechisch, ohne ihn zu transkribieren), und man daher bereits in der klassischen Zeit das griechische Wort entlehnt habe. Die in den hippokratischen Schriften gebräuchlichen Bezeichnungen *epidermis* (die Oberhaut), *tarsus* (die Fußwurzel), *larynx* (der Kehlkopf) übernimmt Vesal. Und sie haben sich durchgesetzt. *Articulatio* (das Gelenk) gebraucht er statt *junctura* und des auf Celsus zurückgehenden *articulus* als Übersetzung des Galenischen *arthron* (ἄρθρον). Bereits Homer nennt die Brust des Mannes *sternum* (στέρνον), während *stetos* (στῆθος, lat. *pectus*) sowohl die männliche als auch die weibliche Brust bezeichnet. Galen verwendet *sternum* ausschließlich für das Brustbein, die Brust nennt er *thorax*. Dank Vesal wird *sternum* von nun an in der latinisierten Form, aber in Galenischer Bedeutung benutzt. Den Terminus *mortariolum* (das Mörserchen), den man als Übersetzung des Galenischen *bothrion* (βοθρίον Verkleinerung von βότρος) benutzte, ersetzt Vesal durch *alveolus* (das Zahnfach) bzw. *alveoli dentales,* wobei er sich auf die visuelle Ähnlichkeit mit Bienenwaben bezieht. Sowohl als Substantiv als auch in der Adjektivform *alveolaris* ist diese Bezeichnung noch heute gebräuchlich.

Beim Ersetzen von ›Barbarismen‹ und Arabismen sind die humanistischen Ärzte grundsätzlich Vesal gefolgt, was aber nicht bedeutet, dass seine ›bereinigten‹ Bezeichnungen sich auch auf Dauer durchsetzen, wie folgende Beispiele zeigen. Vesal verzichtet auf die seit dem 11. Jahrhundert in Salerno belegte, arabische Bezeichnung *Dura mater* (gr. *pachymeninx*) und spricht von einer *Dura membrana*. Die *Pia mater* wird von ihm in *Tenuis membrana* umgewandelt. Auch den Terminus *retina* (Netzhaut im Auge) verwirft der Anatom, der weiß, dass im klassischen Latein nur das Substantiv *rete* (Netz) existiert. Gerhard von Cremona hatte in seiner Übersetzung von Avicennas *Canon* das Wort *retina* eingeführt und seitdem war der Terminus üblich. Vesal ersetzt nun *retina* durch *involucrum* oder umschreibt ihn mit *tunica, quam reti assimilamus* (Hülle, die wir mit einem Netz vergleichen). Er lehnt zudem aus dem Griechischen ins Lateinische übertragene Termini wie z. B. *sclera* (σκληρὸς χιτών) ab. In der Salernitanischen *Anatomia magistri Nicolai* (12. Jh.) wurde die griechische Bezeichnung mit *scliros* wiedergegeben. Noch zu Beginn des 16. Jahrhunderts verwendete der Anatom Berengario da Carpi das Adjektiv *scliroticus*. Vesal hingegen nennt diese Haut *Dura oculi tunica*. Ähnliche Ausdrücke, die sich nicht durchsetzen werden, weil sie mit aufwendigen Formulierungen verbunden sind, sind in *De humani corporis fabrica* reichlich vorhanden.

Weiterhin bemüht sich Vesal, in der Nomenklatur der Anatomie bestimmte Strukturen zu gruppieren und zu nummerieren (z. B. Muskel, Wirbel). Muskeln werden von ihm zunächst nach ihrer Funktion und nicht topographisch gekennzeichnet. Wenn mehrere Muskeln derselben Aktivität entsprechen, werden diese einfach nummeriert. *Musculus femur moventium quartum,* heute *Musculus piriformis,* oder *Musculus brachium moventium septimus,* heute *M. infraspinatus,* haben sich offensichtlich nicht in der von Vesal eingeführten Benennung erhalten. Nach einem ähnlichen Kriterium hatte Vesal die Halswirbel, auch den ersten und den zweiten, die mit Eigennamen versehen waren, durchnummeriert (Abb. 10). Er wollte damit da Carpis Bezeichnungen ersetzen, der den ersten Halswirbel mit dem mytholo-

Abb. 10 *Vesals Nummerierung der Wirbelkörper (links). Die Wirbelkörper im Nackenbereich, konsequent durchnummeriert und vorübergehend von den ursprünglichen Namen* (Epistrophäus, Atlas, axis) *»befreit«.*

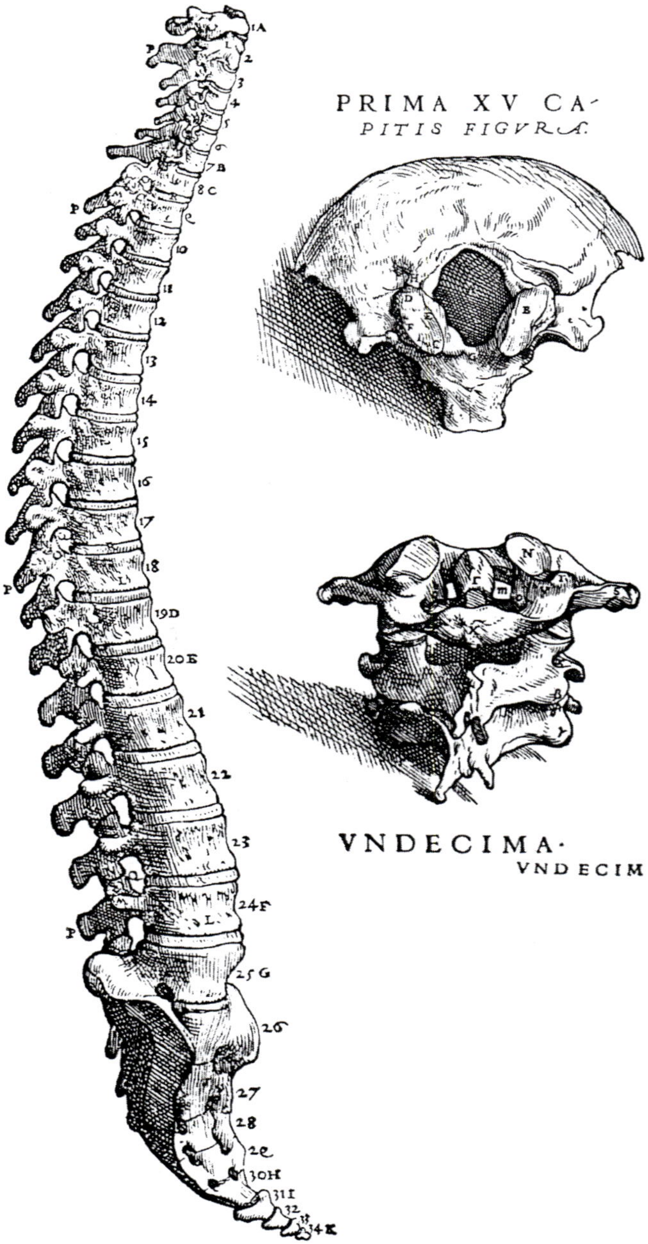

gischen Namen des Atlas als Träger des Himmelsgewölbes (Pollux, 1541: II, 47,103) bezeichnet hatte; den zweiten mit dem aus dem Griechischen hergeleiteten Namen *Epistropheus* (Umdreher) und den dritten mit dem schlecht aus dem Griechischen abgeleiteten *Axon* (*axis* = Achse (Pollux, 1541: II, 47: 103). *Axon,* verbessert durch *axis,* bezeichnet bis ins 18. Jahrhundert den dritten Halswirbel. *Atlas* wird noch heute für den ersten Halswirbel verwendet. *Epistropheus*, das noch heute für den zweiten Halswirbel gebräuchlich ist, wird 1955 in der Pariser Nomenklatur durch *Axis* ersetzt. Sowohl die Benennung und Nummerierung der Muskeln nach ihrer Funktion als auch die Bezifferung der Halswirbel setzen sich nicht durch. Ganz andere Resonanz werden die vom Pariser Lehrer Vesals, Jacobus Sylvius (1478 – 1555), eingeführten topographischen Kriterien bei der Gefäßbenennung finden. Seine Charakterisierungen adjektivischer, topographischer Bezeichnungen wie *renalis, cysticus, gastricus, intercostalis* werden sich als sehr nützlich erweisen. Nach Vesals Veröffentlichung von *De humani corporis fabrica* wandelte sich Sylvius zu einem seiner vehementesten Gegner. Bereits als Medizinstudent in Paris hatte sich Vesal als hochbegabter und geschickter Sezierer erwiesen, doch gerade seine Kunstfertigkeit im Präparieren entfernte ihn von Sylvius, der zwar ein vorzüglicher Kenner der Texte Galens, aber ein kaum an der Praxis der Anatomie interessierter Mediziner war. Einen Höhepunkt des Streites zwischen Vesal und seinem früheren Mentor markiert Sylvius' Streitschrift mit dem bezeichnenden Titel *Vaesani cuiusdam Calumniarum in Hippocratis Galenique rem anatomicam Depulsio* (1551), in dem das Wortspiel *Vesalius/Vaesanus* (Verrückter, Wahnsinniger) auffällt. Die sprachlichen Kenntnisse, die Vesal in Paris erwarb, und seine Akribie im Umgang mit der medizinischen Terminologie verbanden sich mit seiner Liebe zur empirischen Beobachtung. Als Anatom, der selbst viele Leichen seziert und unermüdlich für die Notwendigkeit dieser manuellen Fertigkeit plädiert hat, muss Vesal feststellen, dass etliche der von Galen begangenen Fehler dadurch entstanden sind, dass er ausschließlich Tiere seziert hatte. Dies führt Vesal zur Entdeckung von Körperteilen und -gebilden, die nun benannt werden müssen. Dadurch entstehen neue Fachausdrücke, wie *valva* bzw. *Valvula mitralis* für die zweizipflige Klappe zwischen dem linken Vorhof und dem linken

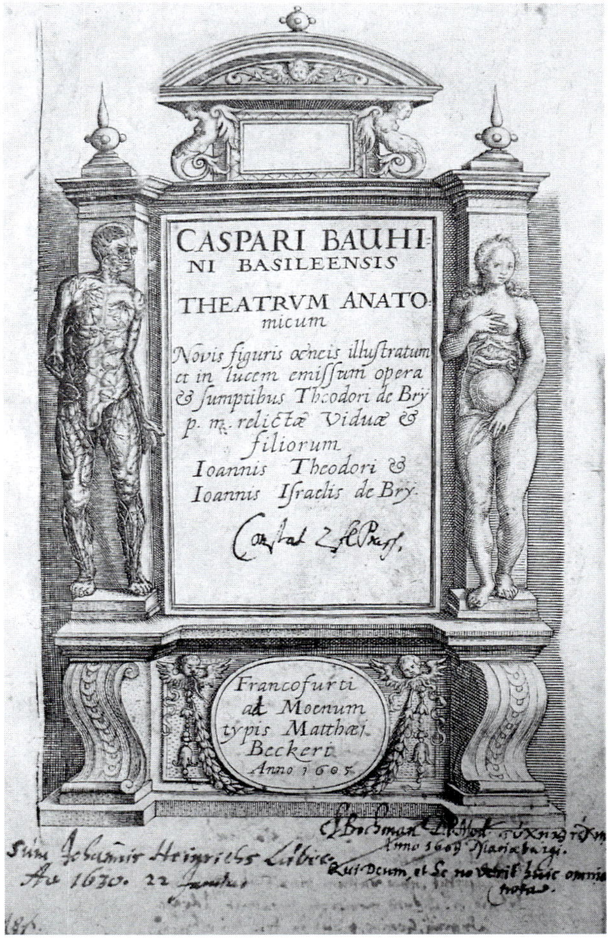

Abb. 11 *Frontispiz des* Theatrum anatomicum *(1591) von Caspar Bauhin (1560–1614). Eine männliche und eine weibliche Leiche umrahmen den monumental gravierten Titel.*

Ventrikel des Herzens. Den Namen leitet er von der Ähnlichkeit mit einer Bischofsmitra her. Heute ist die Bezeichnung durch *Valvula atrioventricularis sinistra* ersetzt worden, doch im klinischen Bereich spricht man noch von *Mitralstenose* (Verengung der linken Klappe zwischen linkem Vorhof und Ventrikel) oder *Mitralinsuffizienz* (verminderte Aktivität der Mitralklappe).

In Nachahmung Vesals führen die Nachfolger bis zur Mitte des 17. Jahrhunderts weitere Metaphern in die anatomische Nomenklatur ein. Realdo Colombo (1516–1559), Schüler, aber auch Kritiker Vesals, erweitert die Bedeutung des Terminus *pelvis*, womit Vesal Hüft- und Kreuzbein bezeichnete. Im Lateinischen bedeutet *pelvis* eigentlich ein weites und tiefes Gefäß mit umgelegtem Rand. Die Ähnlichkeit der anatomischen Struktur mit einem Waschbecken führt Vesal zu dieser Metapher. Colombo überträgt das Wort auf das gesamte knöcherne Becken.

Die Folgezeit ist gekennzeichnet durch eine Reihe anatomischer Entdeckungen, die neue Termini mit sich bringen. Colombo, der in Rom öffentliche Sektionen auch an Embryonen durchführt, nennt das bei weiblichen höheren Säugetieren während einer Schwangerschaft vorhandene Gewebe in der Gebärmutter aufgrund seiner Ähnlichkeit mit einem flachen runden Kuchen *placenta*. Bis dahin besaß dieses Gebilde keinen Namen und Anatomen wie Mondino de Liuzzi (um 1275–1326) sprachen von *Pars secundinae*. Die deutsche Bezeichnung Mutterkuchen geht auf Colombos Metapher zurück.

Bei der anatomischen Untersuchung des Ohres gelingen Gabriele Falloppio (1523–1562) zwei Beobachtungen, die auch entsprechende Namensschöpfungen nach sich ziehen: *vestibulum* (der Vorhof) und *labyrinthus*. Das Labyrinth stammt ursprünglich aus dem Ägyptischen und wird von Falloppio zur Bezeichnung der Höhlen und Gänge der innersten Sphäre des Gehörorgans eingeführt (*Observationes anatomicae*, 1561).

Bis zum Ende des 17. Jahrhunderts waren einige Anatomen der Meinung, dass die *Ligamenta ovarii*, die die Eierstöcke mit dem unteren Teil der Gebärmutter verbinden, die in den Ovarien bereiteten »weiblichen Samen« ausführen würden. Falloppio erkennt aber, dass der Transport der *semina* aus den Eierstöcken durch die Eileiter, *tubae (Falloppii)*, und nicht durch die *Ligamenta ovarii* geschieht. Er vergleicht das trichterförmige Gebilde des Endteils der Eileiter mit einer römischen Trompete und kommt dadurch auf die Bezeichnung *tuba*, was später auf die ganze Struktur übertragen wird *(Tuba uterina)*. Die Erkenntnis der Tatsache, dass die *tubae* nicht weibliche Samen, sondern die von den Eierstöcken produzierten *ovuli* transportieren, ist Regnerus de Graaf (1641–1673) zu verdanken (*De mulierum organis generationi inserientibus*, Leyden 1672). Die *Tubae Fallopii* werden zu *Oviductus Graafii,* bzw. beide Bezeichnungen kursieren, bis sie endgültig auf die Namen ihrer jeweiligen Entdecker und Deuter verzichten müssen und *Tubae uterinae* genannt werden.

Bartolomeo Eustachi (um 1500–1574) schreibt 1552 sein Lehrbuch der Anatomie, *Tabulae anatomicae,* das eine äußerst bemerkenswerte Sammlung von Zeichnungen enthält, aber erst 1724 veröffentlicht wird. Er beschreibt hier die nach ihm benannten Eustachischen Röhren *(Tubae Eustachii).* Auch Eustachi verwendet Falloppios Metapher für das Gebilde im Ohr. Die spätere und endgültige Bezeichnung, *Tuba auditiva,* lässt kein Missverständnis zu. Die Verwendung derselben Metapher für unterschiedliche Strukturen erforderte die Präzisierung durch eindeutige Attribute. Für die Metaphernbildung nutzten die Anatomen beispielsweise die lateinische Adjektivendung *-formis* (gr. *-eides*) und bildeten damit Komposita, wie z.B. *falciformis,* aus *falx, falcis* (Sichel), sichelförmig, das erst im 18. Jahrhundert als Adjektiv auftaucht; zuvor hatte bereits der Anatom Thomas Bartholin (1585–1629) die Bezeichnung *Falx cerebri* eingeführt. *Piriformis,* aus *pirum, piri* (Birne), birnenförmig, wird im 17. Jahrhundert im Zusammenhang mit *Musculus piriformis* verwendet und im 19. Jahrhundert endgültig festgeschrieben *(Recessus piriformis).*

Eine ähnliche Bewegung, in der man nach Revision und Verbesserung der anatomischen Terminologie strebt, entsteht im 17. Jahrhundert, als Anatomen wie der Baseler Professor Caspar Bauhin (1560–1624), der in Padua wirkende Adriaan van den Spieghel (1578–1625) oder der Däne Thomas Bartholin sich mit einer großen Menge neu entdeckter Strukturen und einem Chaos von mehrdeutigen Metaphern oder synonymen Bezeichnungen konfrontiert sehen. Inzwischen hatten sich auch andere Bereiche der Medizin als Fachrichtungen herausgebildet und trugen zur Systematisierung der gesamten Terminologie bei. Der deutsche Chirurg Lorenz Heister (1683–1748) fügt den älteren Begriffen *apophysis* und *epiphysis* den von ihm geschöpften Terminus *diaphysis* (δια = durch + φύσις = Natur, Wachstum, bzw. δι-αφύω = dazwischen wachsen) hinzu und bezeichnet damit die Mittelstücke der Röhrenknochen. Im CH wurde *diaphysis* lediglich im Sinne von mittlerem Teil oder Teilung bzw. auch als »mittlere Erhöhung im Knochen« *(Eminentia intercondylaris tibiae)* gebraucht (CH, *De fracturibus,* 12).

Vom niederländischen Anatomen Philipp Verheyen (1648–1710), der als Chirurg tätig war, stammt die Bezeichnung *Chorda Achillis* (wörtlich: Strang des Achilles), die der bereits genannte Lorenz Heister in *Tendo Achillis* (Achillessehne) umwandelt. Zwar spricht man heute in der Anatomie von *Tendo calcaneus,* doch in der klinischen Fachsprache ist der Bezug auf den griechischen Helden, der nur an der Ferse verwundbar war, erhalten geblieben (Achillotenotomie, Achillessehnenreflex). Verheyen, der eigentlich Theologie studiert hatte, wandte sich der Medizin zu, nachdem ihm ein Bein amputiert worden war. Angeblich soll er nach der Amputation sein eigenes Bein seziert und dabei den Sehnenansatz entdeckt haben (Karenberg 2005: 84-86).

Der Göttinger Gynäkologe Friedrich Benjamin Osiander (1759–1822) bezeichnete in seinem Werk *Grundriss der Entbindungskunst* (1818) die Verbindung des letzten Lendenwirbels mit dem Kreuzbein als *promontorium* (das Vorgebirge) und nutzte dabei eine Metapher, die heute in präzisierter Form als *Promontorium ossi sacri* gebraucht wird. Als Geburtshelfer war Osiander noch vor seinen Anatomen-Kollegen auf diesen Körperteil aufmerksam geworden, denn durch ein zu starkes Hineinragen des Promontoriums in den Beckeneingang kann der Geburtsvorgang erheblich erschwert bzw. sogar verhindert werden. Vor Osiander hatte 1682 schon Johannes Moritz Hofmann (1622–1698) dieselbe Metapher für das Gesicht benutzt: *De faciei promontorio odoratus organo* (heute *Promontorium ossi temporalis*).

I. 3.3 KRANKHEITEN KLASSIFIZIEREN UND NEU BEZEICHNEN

Das 18. Jahrhundert bringt eine Erneuerungswelle in die Naturwissenschaft, von der auch die Medizin profitieren wird. Um die Mitte des 18. Jahrhunderts führt Carl von Linné (1707 – 1778) eine Systematisierung in die Biologie ein, die die Natur in Klassen und Unterklassen einteilt. Schon im 16. Jahrhundert hatten sich Philosophen und Mediziner darum bemüht, das Wissen nach logischen Kriterien zu ordnen. Es entstanden Abhandlungen, die als Synopsen und tabellarische Darstellungen konzipiert waren. In ihnen wurden z. B. der menschliche Körper und seine Bestandteile, aber auch Krankheiten und Therapieformen mit Hilfe dichotomischer Verzweigungsbäume geordnet. Inspiriert von den umfassenden Bestrebungen zur Systematisierung, die die Botanik des 18. Jahrhunderts beherrschen, sind Mediziner erneut motiviert, sich mit ihrer Terminologie auseinanderzusetzen. An erster Stelle sind es die Krankheiten, die, nach ihren Ursachen, Symptomen, Manifestationsformen, Variationen, zeitlichen Veränderungen und Therapiemethoden gruppiert und klassifiziert, neu definiert und geordnet werden. Die Pathologie sorgt für eine Revision der Nomenklatur. Hier heißt es genau zu differenzieren, zu ordnen und thematisch zusammenzustellen, um Klassen und Subklassen zu identifizieren, in die die einzelnen Krankheitsbilder eingefügt werden können.

Der italienische Arzt Francesco Torti (1658 – 1741) bemüht sich um Klassifikation und Therapie der Fieber. In *Therapeutices specialis ad febres periodicas perniciosas* (1755) nutzt er ein Stammbaummodell, um die Fieberarten zu organisieren. Der Fieberstamm *(febris)* verzweigt sich zunächst in *putrida* (voll Fäulnis) und *simplex* (einfach). Ausgehend von *putrida* lassen sich dann in den Zweigen des Fieberbaumes die *intermittens* (im Intervall mäßig nachlassende) und *continua* (fortdauernde) sowie mehr als einhundert weitere Fiebervariationen erkennen (Abb. 12). Die anderen Bezeichnungen beruhen allerdings auf einer nicht leicht nachvollziehbaren Systematik. Entscheidend sind zum einen die Art und die Häufigkeit des Auftretens der Fieberattacken *(lenta, tertiana, quotidiana)*, zum anderen die damit verbundene Pathologie, wobei das Fieber ein Symptom unter anderen sein kann *(variolosa, catharralis, pleuritica)*. Aber auch die vermeintliche Zugehörigkeit des Fiebers zu einem Organ (z. B. *cardiaca*) und seine jeweilige Gutartigkeit und Bösartigkeit *(benigna, maligna)* dienen der Kennzeichnung. Für Torti ist letztlich die wirkungsvolle Therapie der Fieber das Hauptziel seines Werks.

Mit der Einordnung der Krankheitsbegriffe in mögliche Klassifikationssysteme beschäftigt sich der Botaniker und Mediziner François Boissier de Sauvages (1706 – 1767), als er seine fünfbändige *Nosologia methodica seu de conoscendi morbi* (1759) verfasst. Sein Vorbild ist Thomas Sydenham (1624 – 1689), der oft als »englischer Hippokrates« bezeichnete Kliniker, der in seinen *Observationes medicae circa morborum acutorum historiam et curationem* (London 1676) auf die Notwendigkeit hingewiesen hatte, der Klassifikationsmethode der Botaniker zu folgen, um den Krankheiten eine systematische Nomenklatur zu geben (Sauvages 1759, 1 Prol.: 8). So bemüht sich der französische Mediziner, seinen Kollegen eine brauchbare Systematisierung der Krankheiten zur Verfügung zu stellen, die mit dem Chaos der konkurrierenden Systeme und der widersprüchlichen Lehrmeinungen aufräumen soll. Die Lage der praktischen Ärzte beschreibt Sauvages wie folgt:

> » Jedem, der, mit den allgemeinen Prinzipien der Medizin vertraut, ein wenig aufmerksamer auf die Praxis schaut, präsentieren sich beinahe täglich unendliche Schwierigkeiten. Die Vielfalt der Krankheiten, die Uneinheitlichkeit der Zeichen, das neue Erscheinungsbild der Symptome und auch die Widersprüche der Autoritäten, um von anderem zu schweigen, lassen jeden zögern und schwanken.
> *Nullus est qui, vulgaribus Medicinae principiis imbutus, animum paulo attentius ad praxim appulerit, cuius ab oculos infinitae fere quotisdiebus non observatae fuerint difficultates, quemque vel morborum diversitas, vel signorum confusio, vel nova symptomatum facies, vel Auctorum dissensio, ut millena alia mittam, haerentem et ancipitem non detinuerint.*
> (Sauvages 1759, 1 Prol.: 3)

Sauvages kritisiert, dass keine Verbindung zwischen Theorie und Praxis existiere (*Nulla est ergo hactenus inter theoriam et praxim connexio*, Sauvages 1759, 1: 7). Die meisten Ärzte hätten wegen erheblicher Wissensmängel im praktischen wie auch im theoretischen Bereich beträchtliche Schwierig-

Abb. 12 a/b *Fieberbaum von Francesco Torti (1658–1741). Die Abbildung stellt einen Kompromiss zwischen Schematismus und Naturalismus dar. In einer Landschaft steht der naturgetreu dargestellte Baum, so dass es für den Leser mühsam ist, von einem beliebigen Fieberstamm ausgehend, den Verzweigungen zu folgen und die Untergruppen zu identifizieren.*

keiten bei der Therapie von Krankheiten. Die disparaten Meinungen über die Pathologie und die jeweils angebrachten therapeutischen Wege erhöhten die Unsicherheiten und Irrtümer unter den Ärzten, und zwar nicht nur unter den unausgebildeten gefährlichen Medikastern, die Sauvages als »heutige Mechaniker« *(hodierni mechanici)* disqualifiziert (Sauvages 1759, 1: 4). Als zusätzliche Schwierigkeit betrachtet der französische Mediziner das Chaos, in dem sich die pathologische Nomenklatur befindet. Synonyme wuchern. Für die Fallsucht beispielsweise, für die Sauvages die Bezeichnung »Epilepsie« geeignet findet, sind folgende Synonyme geläufig: *Morbus sacer, Morbus herculeus, Morbus comitialis, Morbus caducus, Lues deisica, Malum St. Joannis* (Sauvages 1759, 1: 29). Als verwirrend und häufig irrtümlich vorgenommen bezeichnet er jene Krankheitsbezeichnungen, die auf vagen und lediglich vermuteten *dispositiones* (physische Veranlagungen) basieren, die auf den vermeintlichen Sitz der Erkrankung hinweisen – vor allem wenn es um innere oder um sehr kleine, nicht bzw. kaum wahrnehmbare Körperteile geht –, oder die auf die angenommene Ursache bzw. Herkunft der Erkrankung hindeuten. All diese Krankheitsbezeichnungen gründen sich lediglich auf Hypothesen (Sauvages, 1759, 1: 17–18). Die Unsicherheiten bezüglich Ursache, Ursprung und Lage der Krankheiten führen Sauvages zur symptomatischen Beschreibung, denn Symptome sind evident, konstant und zuverlässig (Sauvages 1759, 1:19). Im Zusammenhang mit dem Krankheitsbild auftretende

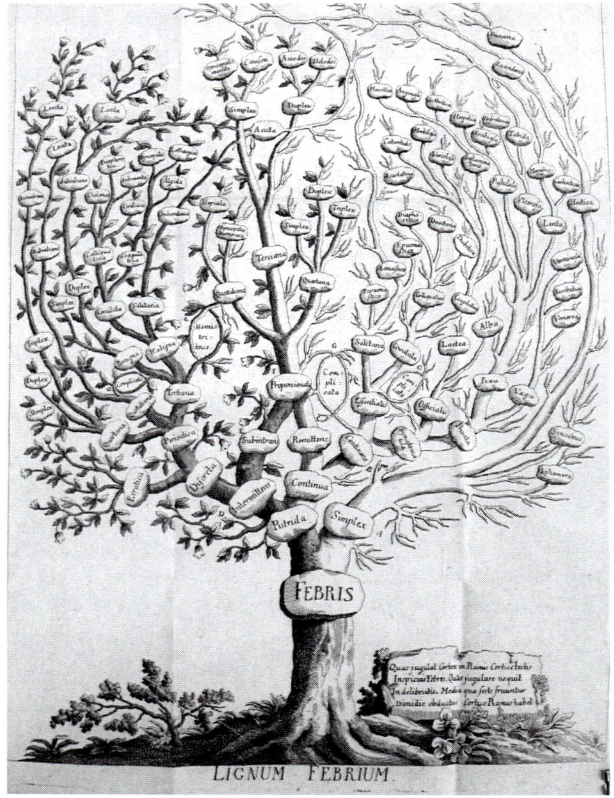

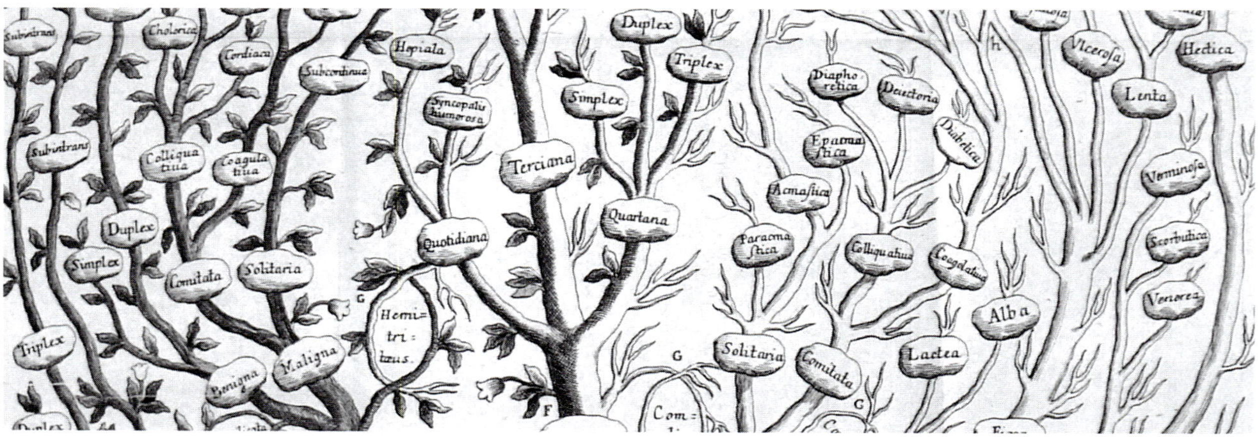

Läsionen und Veränderungen sind nach Sauvages für deren Charakterisierung und Benennung ausreichend.

» Die Definition einer Krankheit ist die Aufzählung der Symptome, die ausreichen, um deren Art oder Klasse zu erkennen und um sie von den anderen zu unterscheiden.«
Definitio morbi est enumeratio symptomatum quae ad illius genus vel speciem cognoscendam et ab aliis distinguendam sufficiunt. (Sauvages 1759, 1: 21)

Dass die Symptome und nicht die vermuteten Ursachen für die Bezeichnung von Krankheiten gebraucht werden sollen (z. B. bei Harnwegsbeschwerden: *calculus* = der Stein), demonstriert Sauvages am Beispiel der Erkrankungen der Harnwege. »Schweres Harnen« (*dysuria* Bd. 3, 2: 193-203) oder »Harnverhaltung« (*ischuria* Bd. 3, 2: 367-402) können aus unterschiedlichen Gründen entstehen (Nieren- oder Blasenstein, Gonörrhoe, Syphilis, Tumor) und mit verschiedenen Körperregionen und Organen in Verbindung stehen. Sauvages muss bei der weiteren Unterscheidung der Formen von *dysuria* und *ischuria* Präzisierungen hinzufügen, die seiner Benennungsmethode eigentlich widersprechen (z. B. *Dysuria hysterica, D. herpetica, D. venerea, D. syphilitica, D. calculosa; Ischuriae renales, I. urethrales, I. vescicales*). Doch die Bezeichnungen *dysuria* und *ischuria* setzen sich durch. So stellt die sinnvolle Klassifikation der großen Anzahl von Krankheiten für Sauvages ein wesentliches Problem dar. Er folgt dem botanischen Modell der synoptischen Gruppierung vom Generellen zum Besonderen (Sauvages 1759, 1: 92-95). Unter zehn große Klassen (z. B. *febres, spasmi, dolores,* etc.) werden 44 *ordines* gruppiert (bei *febres* z. B.: 1: *continuae,* 2: *remittentes,* 3: *intermittentes,* usw.), jedem *ordo* sind weitere Familien zugeordnet. Zu den *ordines* gehören auch die *genera,* die wiederum nach dem Prinzip »vom Allgemeinen zum Partikulären« weiter in *species* untergliedert werden.

Die Vorliebe für kurze, in einem einzelnen Namen komprimierte Benennungen führt Sauvages zur Verwendung griechischer Termini, die sich noch besser für seinen Zweck eignen als die lateinischen (oft aus mehreren Substantiven bestehenden Bezeichnungen) und mit Präfixen bzw. Suffixen versehen sein können. Ein letztes Beispiel für die Verwirrung bei der Krankheitsbenennung liefert die Bezeichnung der Syphilis. Zu Sauvages' Zeit kursieren u. a. folgende Synonyme: *Morbus gallicus, Lues neapolitana, Lues bavarica, Patursa, Pudendagra, Morbus mevius, Scorbutus neapolitanus, Mentagra, Lues venerea, Variola magna, Las buas, Las bubas, French-pox.* Sauvages bevorzugte den mythologischen Namen *Syphilis,* den Girolamo Fracastoro der Krankheit in seinem Lehrgedicht *Syphilidis sive morbi gallici libri tres* (Drei Bücher von der Syphilis oder der gallischen Krankheit) bereits 1530 gegeben hatte. Fracastoro berichtet vom Hirten Syphilus, der seinem sterblichen König höhere Ehren und größere Opfer zuteil werden ließ, als dem Sonnengott. Der Gott war derart erzürnt über die Hybris des Hirten Syphilus, dass er ihn mit einer grausamen Krankheit strafte, deren erstes Opfer und Namensgeber er wurde. Sauvages wählte den Begriff *Syphilis* offensichtlich wegen seiner Schlichtheit und weil damit regionale Zuschreibungen (*M. gallicus, L. neapolitana,* etc.) und allzu deskriptive Hinweise *(Pudendagra, Las bubas)* entfallen. »Der optimale Name ist Syphilis«, deklariert Sauvages »alle anderen sind zu eliminieren« (*Optimum nomen est syphilis; caetera sunt expugnanda,* Sauvages 1759, 1:30).

Sauvages' Bemühungen basieren auf der Überzeugung, dass es für eine erfolgreiche Kommunikation innerhalb des weiten Feldes der Medizin »notwendig ist, daß die Bedeutung der Worte, von denen wir Gebrauch machen, fest, konstant und den anderen bekannt« ist (*adeoque dum ab aliis volumus intellegi, necessum est, ut valor vocabulorum, quibus utimur, sit fixus, constans, et aliis cognitus, seu ut vocabulis definitis utamur,* Sauvages 1759, 1:11).

I.4 IM LABYRINTH TERMINOLOGISCHER VERWANDLUNGEN

I. 4.1 *FILUM ARIADNAE* – MEDIZINISCHE LEXIKA UND WÖRTERBÜCHER

Lexika und Wörterbücher gehörten und gehören zu den Gebrauchstexten von Medizinstudierenden, Ärztinnen und Ärzten. Antike, mittelalterliche und frühneuzeitliche Mediziner finden in ihren Wörterbüchern und Glossarien üblicherweise auch ausführliche Informationen zur Etymologie eines Begriffes. Moderne medizinische Lexika beschränken sich auf die Nennung der jeweiligen lateinischen bzw. griechischen Wortwurzel. Im Unterschied zu ihren Vorgängern enthalten sie Abbildungen und Fotos, die die Texte visuell ergänzen. Will man sich über die Entstehungsgeschichte oder die wandelnden Bedeutungen eines Begriffes informieren, muss man heute zu etymologisch-historischen Wörterbüchern bzw. Lexika der medizinischen Fachsprache greifen (Marcovecchio 1993; Leven 2005). Die lexikographische Tradition der Medizin reicht weit in die Antike zurück. Es waren Philosophen und Ärzte, die begannen, sich mit der Fachsprache der Mediziner zu befassen und darüber zu schreiben. Daraus entstanden zunächst zwei Textarten: praxisbezogene Nachschlagewerke und theoretische Abhandlungen über die medizinische Sprache. Wie wir schon im Zusammenhang mit der Didaktik der Anatomie gesehen haben, stellen die *De corporis humani partium appellationibus libri tres* des Rufus von Ephesos den ersten Versuch dar, eine anatomische Nomenklatur festzulegen und zu erklären. Die Einzigartigkeit dieses Textes besteht in der thematischen Spezifizierung. Rufus widmet sein Werk ausschließlich den Beschreibungen der Teile des menschlichen Körpers und ihrer adäquaten Bezeichnung. Dies stellt ein originelles Unternehmen dar, denn bis dahin waren fast ausschließlich allgemeine Wörterbücher und Enzyklopädien verfasst worden. Während Rufus' Forschungen also der Erstellung eines zuverlässigen anatomischen Nachschlagewerkes gelten, bemüht sich Galen fast zeitgleich, die Funktion einer medizinischen Fachsprache zu theoretisieren. Überlegungen zur Funktion der Sprache in der Medizin, sowie zu den damit verbundenen Kommunikationsproblemen finden sich verstreut in den sogenannten deontologischen Texten des CH als auch des CG, die vom Mittelalter bis ins 17. Jahrhundert rege kommentiert und weiterentwickelt wurden. Diese Diskussion über die medizinische Sprache betrifft zunächst die Kommunikationsformen zwischen Ärzten und Patienten, Ärzten und Angehörigen der Patienten, Ärzten untereinander sowie Ärzten und Gesellschaft. Terminologische Aspekte werden nebenbei in eher polemischen Kontexten behandelt, in denen Vertreter verschiedener medizinischer Schulen gegenseitig die Anwendung einer Bezeichnung oder spezifischer Begriffsdefinitionen in Frage stellen und somit die wissenschaftlichen und moralisch-ethischen Kompetenzen ihrer Kontrahenten anzweifeln.

Doch zurück zur ersten Textgruppe, den praxisorientierten Wörterbüchern: Bevor medizinische Wörterbücher eine selbständige literarische Gattung bilden, die die von Rufus begonnene Richtung fortsetzt, stellen allgemeine Wörterbücher, wie das *Onomastikon* (Wörterbuch, lat. *vocabularius*, bzw. *-ium, lexikon*) von Julius Pollux (ca. 2. Jh.), die grundlegenden Gebrauchstexte dar. Pollux' Werk enthält eine Beschreibung des menschlichen Körpers und seiner Teile, der Medizin, ihrer Vokabeln, Instrumente und der bekannten Krankheiten. Der als Lehrer der Redekunst in Athen und später in Rom wirkende griechische Lexikograph stellt im zweiten Buch seines enzyklopädischen Werkes anatomische Begriffe zusammen. In der lateinischen Ausgabe von 1541 finden sich Termini wie *Atlas*, für den letzten Halswirbel, der das Gewicht trägt; *axis*, für den zweiten unbewegten Wendepunkt und *trochanter* (im Kreise gedreht = Rollhügel, bei Galen τροχαντήρ), die in die anatomische Terminologie aufgenommen werden (Pollux 1541, 2, XLVII: 102-3 und LVIII: 115). Auch die einzelnen Formbestandteile des Ohres bezeichnet Pollux als einer der Ersten. Er verwendet die griechische Bezeichnung *tragos* (τράγος, wörtlich = der Bock), die dann im Lateinischen mit *tragus* wiedergegeben wird und die vorspringende Ecke des Ohrknorpels bezeichnet. Pollux' lateinischer Übersetzer gibt für *tragus* auch das lateinische Synonym *hircus* an (Pollux 1541, 2, XXXVI). Krankheitsnamen wie *cephalea, vertigo, ophtalmia, hallucinatio, balbuties, febris, nephritis, tumor, podagra, carbunculus, alopecia, vitiligo nigra* bzw. *alba, lepra, apostema, carcinoma, bubo, condyloma, hydrocele, polypus*, um nur einige Beispiele zu nennen, sind terminologisch geworden (Pollux 1541, 4, XV, 3: 212-217). In der frühen Neuzeit wird die Medizin aus diesem antiken Schatz schöpfen.

Abb. 13 *Die* Definitionum medicarum libri XXIV *des Jean de Gorris (1505–1577) bietet mehr als einfache Definitionen. In diesem Lexikon sind auch die Etymologien medizinischer Begriffe nachzulesen.*

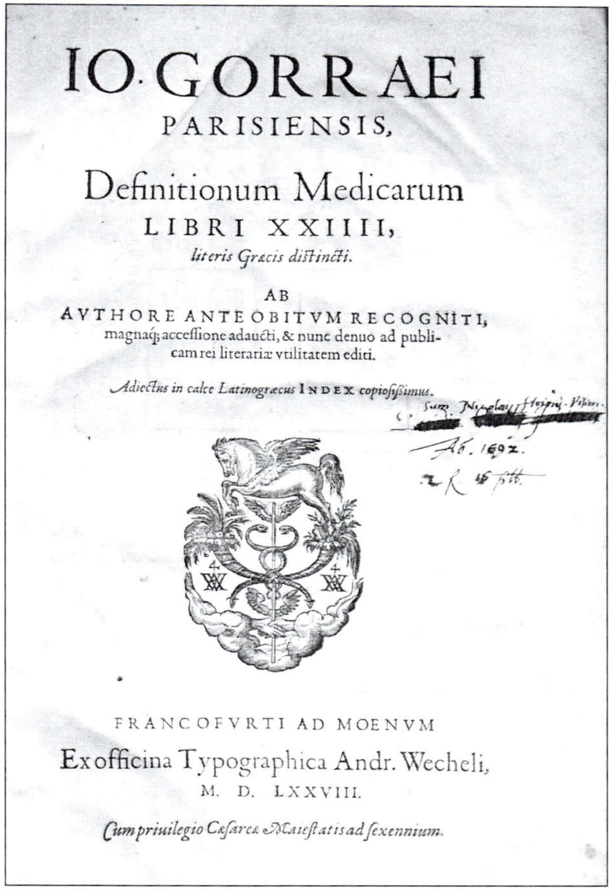
IO. GORRAEI
PARISIENSIS,
Definitionum Medicarum
LIBRI XXIIII,
literis Græcis distincti.
AB
AVTHORE ANTE OBITVM RECOGNITI,
magnaq; accessione adaucti, & nunc denuo ad publicam rei literariæ vtilitatem editi.
Adiectus in calce Latinogræcus INDEX *copiosissimus.*
FRANCOFVRTI AD MOENVM
Ex officina Typographica Andr. Wecheli,
M. D. LXXVIII.
Cum priuilegio Cæsareæ Maiestatis ad sexennium.

Für das beginnende Mittelalter ist die durch den Bischof Isidor von Sevilla (um 560–636) geprägte spätlateinische Terminologie von Bedeutung. In seinen *Etymologiae*, einem Werk, das den Übergang zum mittelalterlichen Latein markiert, sind jeweils Buch IV der Medizin und Buch XI dem menschlichen Körper gewidmet. Vor allem in letzterem werden Termini erläutert, die in die Schulmedizin des frühen Mittelalters eingegangen sind. Die Etymologie von *pupilla* (Pupille) liefert ein anschauliches Beispiel. Isidor erläutert diesen Begriff wie folgt:

» Die Pupille ist der mittlere Punkt des Auges, in dem sich die Sehkraft befindet; weil uns in ihr kleine Bilder erscheinen, deshalb werden sie Pupillen genannt. Und ebenso kleine Kinder werden *pupilli* genannt. Die meisten nennen sie *pupula* (= kleines Mädchen = Pupille): sie wird auch deshalb *pupilla* genannt, weil sie rein und nicht unkeusch ist, wie es junge Mädchen sind.«
Pupilla est medius punctus oculi, in quo vis est videndi; ubi quia parvae imagines nobis videntur, propterea pupillae appellantur. Nam parvuli pupilli dicuntur. Hanc plerique pupulam vocant: vocatur autem pupilla quod sit pura atque inpolluta, ut sunt puellae. (Isidor von Sevilla, 1962 XI : 37)

Die Bezeichnung *pupilla* stammt aus dem Griechischen κόρη = Mädchen, γλήνη = Püppchen (Hyrtl 1880: 434-435) und wird im CH für die Öffnung der Iris verwendet. Bereits antike Autoren, wie Rufus von Ephesos, erklären den Ursprung dieser Benennung damit, dass man sich in der Pupille eines anderen Menschen so klein wie ein Kind sehe (Rufus, 1554: V). Cicero benutzt die Bezeichnung *pupula* und merkt an: »Das eigentliche Sehorgan, wodurch wir deutlich erkennen, wird *pupula* genannt und sie ist so klein, daß sie die Gegenstände, die ihr schaden könnten, leicht vermeiden kann« (*aciesque ipsa, qua cernimus, quae pupula vocatur, ita parva est, quae nocere possint, facile vitet.* Cicero 1990, II: 142). Bei Lukrez finden sich *pupula* und *pupilla* synonym gebraucht (Lukrez 1993, 3: 408; 4: 249). Isidor übernimmt und ergänzt die geläufige Erklärung des Begriffs. Von späteren Lexikographen wie Uguccione da Pisa (1140–1210) ist Isidors Verbindung der Reinheit des Augenteils mit der *»puella* [...] *pura et impolluta«* übernommen worden (Uguccione 2004: 972).

Durch ihre Verbreitung in ganz Europa stellen Isidors *Etymologiae* in der vorsalernitanischen Zeit einen Referenzpunkt für sämtliche Wissenschaftszweige dar und bieten eine wichtige sprachliche Grundlage für die Übersetzer in Salerno. Auch die etymologisch konzipierten und alphabetisch geordneten *Derivationes (Etymologien)* des Bischofs Uguccione da Pisa, die zu den verbreitetsten Wörterbüchern des Mittelalters gehören, bieten zahlreiche Ableitungen medizinischer Termini. Nach dreißig Jahren intensiver Arbeit beendet 1296 der vielgereiste päpstliche Arzt Simone da Genova (um 13.Jh.) seine aus griechischen, arabischen und lateinischen Quellen zusammengestellten *Synonyme der*

Medizin oder Schlüssel der Gesundheit (*Synonyma medicinae seu clavis sanitatis,* Mailand 1473). Das Werk beinhaltet um die 6500 Wortgrundformen, die sogenannten Lemmata. Fast fünfzig Jahre später erarbeitet Giovanni Mondino da Cividale del Friuli (†1340), Medizinprofessor in Padua und Kommentator von Avicennas *Kanon*, eine *Epitome* (Kurzfassung) der *Synonyma*. Dabei folgt er einem pragmatischen Kriterium: In seiner *Epitome* entfernt er die etymologischen Erläuterungen des Simone da Genova und sorgt für die systematische alphabetische Organisation knapper medizinisch-pharmazeutischer Definitionen. Während die *Synonyma* des Simone da Genova im 15. Jahrhundert gedruckt werden und heute in mehreren Auflagen vorliegen, lässt sich die *Epitome* von Giovanni Mondino lediglich durch handschriftliche Kopien belegen, was gleichwohl für die erfolgreiche Verbreitung dieses knappen lexikalischen Werkes im Umkreis der Universität Padua bis ins 15. Jahrhundert hinein spricht (vgl. Pesenti, 1999).

Die Blütezeit medizinischer Lexika fällt in die Renaissance. Während des 15. und 16. Jahrhunderts bemühen sich die sogenannten Philologenärzte um die Fixierung und Erläuterung einer medizinischen Fachsprache. Die Editions- und Übersetzungswelle griechischer Klassiker der Medizin *(Opera omnia Hippocratis, Opera omnia Galeni)* hatte den direkten Zugang zu den Texten (ohne arabische Vermittlung) ermöglicht und die Notwendigkeit, aktuelle medizinische Nachschlagewerke zu verfassen, herausgestellt. Die Verbreitung der Texte in den wichtigen, ebenso wie in eher abgelegenen Universitätszentren erfolgt unmittelbar. Auch in den Privatbibliotheken von Ärzten und Gelehrten dürfen diese Lexika, die heute selbstverständlich in jeder historischen Bibliothek vorhanden sind, nicht fehlen. Diesen frühneuzeitlichen Werken ist der thematische Schwerpunkt gemeinsam. Sie sind ausschließlich der Medizin oder auch der Pharmazie, Botanik und Zoologie gewidmet. Die alphabetische Ordnung der erläuterten Begriffe sowie die Hinzufügung historischer Informationen zur Etymologie und von Glossarien machen diese Wörterbücher nicht nur leicht konsultierbar, sondern auch für moderne Leserinnen und Leser höchst informativ und didaktisch wertvoll.

Am Anfang dieser frühneuzeitlichen medizinischen Lexikographie steht Otto Brunfels' (1489–1533) *Onomastikon medicinae* (1534). Als einer der Begründer der neuzeitlichen Botanik und als Übersetzer pharmazeutischer, medizinischer und naturwissenschaftlicher Schriften stützt sich der Mainzer Theologe und Botaniker auf seine profunde Kenntnis der Natur und auf die Bücher der antiken und mittelalterlichen Autoritäten. Brunfels setzt bei seinen Lesern Griechischkenntnisse voraus und scheut sich nicht, bei den Begriffserklärungen vereinzelte Termini in griechischer Schrift einfließen zu lassen. Der französische Mediziner Jean de Gorris (1505–1577) setzt die von Brunfels vorgezeichnete Richtung fort und folgt dem Credo der Humanisten: *Ad fontes* (zurück zu den Quellen). Er forscht systematisch nach ursprünglichen, reinen, d.h. nicht durch mittelalterliche Einflüsse und arabische Vermittler ›verdorbenen‹ Quellen. Als überzeugter Anhänger des *»omnium medicorum princeps«* Hippokrates, von dem er einige Werke ins Lateinische übersetzt, trägt er mit seinem Lexikon zur Wiederbelebung der hippokratischen Medizin bei. Dies geschieht, indem er denjenigen Medizinstudenten und Ärzten, die des Griechischen nicht mächtig sind und deshalb Benachteiligung und Diskriminierung seitens ihrer klassisch ausgebildeten Kollegen erleben, ein Instrument bietet, um sich mit den Begriffen vertraut zu machen. Griechische Fachwörter werden in den *Definitionum medicarum libri XXIII literis Graeci distincti* (1564) von Jean de Gorris erklärt, übersetzt und in einem praktischen Glossar aufgelistet (Abb. 13). Die *Definitiones* sind allerdings mehr als ein einfaches Wörterbuch und eine pragmatische Übersetzungshilfe. Für die zentralen medizinischen Begriffe, wie z.B. Pathologie oder Physiologie liefert Gorris ausführliche Erläuterungen. Bei der Wahl der passenden Behandlung plädiert er ganz im Sinne der hippokratisch-galenischen Lehre für die Berücksichtigung der individuellen Konstitution der Patienten und die Beachtung von Umwelteinflüssen.

Manche Autoren medizinischer und naturwissenschaftlicher Lexika teilen die Ambition, nicht nur Kollegen und Medizinstudenten, sondern auch ein breiteres Leserpublikum zu erreichen und zu interessieren. Der bekannte Schweizer Humanist und Arzt Conrad Gesner (1516–1565) z.B. ist von der Nützlichkeit lexikographischen Wissens so überzeugt, dass er seine mehrbändige *Historia animalium* (Zürich 1551–1558) den Philosophen, Ärzten, Grammatikern, Philologen, Dichtern und all den Forschern widmet, »die sich mit den verschiedenen Dingen und Sprachen befassen« *(Opus Philosophis, Medicis, Grammaticis, Philologis, Poetis, et omnibus rerum linguarumque variarum studiosis, utilissimum simul iucundissimum futurum).* Die *Historia animalium* stellt eine aus eigenen und fremden Beobachtungen erarbeitete zoologische Studie dar, mit einer philologisch begründeten Terminologie der Tiere und den aus tierischen Substanzen bestehenden Pharmaka. In Frankreich verfasst Henri Estienne (1531 – 1598) das *Dictionarium medicum vel expositiones vocum medicinalium* (1564), das ebenfalls auf einer hervorragenden Kenntnis des damals zugänglichen antiken Schrifttums beruht. Im italienischen Messina wird der Medizinprofessor Bartolomeo Castelli (†1607) als Autor eines überaus erfolgreichen medizinischen Lexikons berühmt (*Lexicon medicum graeco-latinum,* 1598). Das Wörterbuch hat als eines der ersten nicht nur die antiken, sondern auch die zeitgenössischen medizinischen Begriffe aufgelistet, was die praktische Nützlichkeit des Werkes erhöhte und ganz wesentlich zu seinem dauerhaften Erfolg beitrug. Obwohl der hochgelehrte Mediziner aus Sizilien auch andere Bücher geschrieben hat (*Brevis et dilucida ad logicam Aristotelis,* Messina 1596; *Totius artis medicae methodo divisa compendium et synopsis,* Messina 1597), ist sein Name, dauerhaft mit dem Lexikon verbunden, zum Markenzeichen geworden, vergleichbar mit Roche oder Pschyrembel heute. In den zwei folgenden Jahrhunderten wird »der Castelli« ununterbrochen aufgelegt. In der *praefatio* (Einleitung) zum Buch vermerkt der Autor, dass sich bereits vor ihm namentlich erwähnte Gelehrte mit der Erarbeitung medizinischer Lexika befasst haben. Ähnlich wie diese Vorgänger und Zeitgenossen versucht hätten, gegen die Unsicherheit bezüglich der Bedeutung und Verwendung medizinischer Termini zu wirken, so habe auch er sich dazu berufen gefühlt. Das *Lexikon Graeco-Latinum* (1. Aufl. Messina 1598, 2. Aufl. Venedig 1607) wird von seinem Verfasser als ein Mittel verstanden, den Studierenden eine erste Orientierung in der gewaltigen Menge der wissenschaftlichen Termini zu bieten. Die Verwirrung der Anfänger, die lernen müssen, sich in der medizinischen Fachsprache zurechtzufinden, veranschaulicht Castelli mit plastischen Metaphern. Vom tiefen Meer *(altum pelagus),* riesigen Feld *(vastissimus campus)* und Irrgang *(labyrinthus)* ist da die Rede. Mit seinem Lexikon bietet Castelli den *Filum Ariadnae,* um den Weg durch das terminologische Labyrinth zu finden. Viele Auflagen, die von verschiedenen Herausgebern nach und nach ergänzt und immer wieder aktualisiert werden, folgen einander bis 1746. Noch im 19. Jahrhundert gehört das Lexikon Castellis zu den medizinischen Standardwerken, wobei inzwischen auch andere neue Lexika auf den Büchermarkt gelangt sind.

Im 17. Jahrhundert werden medizinische Wörterbücher zunehmend in den jeweiligen Landessprachen verfasst. Johann Jacob Woyts (1671 – 1709) nach lateinischen Fachbegriffen geordnetes und in deutscher Sprache verfasstes *Gazophylacium* (*Schatzkammer,* Leipzig 1709) beinhaltet mehr als medizinische Begriffe und richtet sich nicht nur an Ärzte, wie der Titel programmatisch ankündigt:

> *Gazophylacium medico-physicum Schatz-Kammer / Medicinisch- und Natürlicher Dinge In welcher, Alle Medicinische Kunst-Wörter, (2) inn-und ausserliche Kranckheiten, nebst dererselben Genes-Mitteln, (3) alle Mineralien, Metalle, Ertzte, Erden, (4) zur Medicin gehörige fremde und einheimische Thiere, (5) Kräuter, Blumen, Saamen, Säffte, Oele, Hartze etc. (6) alle rare Specereyen und Materialien, und (7) viel curiöse zur Mechanic gehörige Kunst-Griffe, in einer richtigen Lateinischen Alphabet-Ordnung auf das deutlichste erkläret, vorgestellet und mit einem nöthigen Register versehen worden.* (Abb. 14).

Woyts Nachschlagewerk basiert auf der Arbeit von Vorgängern wie Castelli. Die Absicht des Autors ist es, Ärzten und anderen interessierten Lesern einen schnellen Zugriff auf medizinisches und naturwissenschaftliches Wissen zu ermöglichen. Das thematisch äußerst umfassende Lexikon bietet mehr als begriffliche Erläuterungen in deutscher Sprache. Es vermittelt ein eher enzyklopädisches Wissen. Darin liegt sein innovativer Charakter. Bereits wenige Jahre nach seiner ersten Drucklegung wird das *Gazophylacium* überarbeitet und neu aufgelegt. Bis 1767 lassen sich sechzehn aktualisierte Auflagen zählen. Der herausragende Erfolg dieses Lexikons klingt erst ab, als 1755 ein neues für Fachleute wie Laien konzipiertes Werk erscheint, das von einer nicht mehr zu identifizierenden »Gesellschaft gelehrter Ärzte« verfasst und mit einer Vorrede des bedeutenden schweizer Mediziners, praktischen Arztes und Dichters Albrecht von Haller (1708 – 1777) versehen ist. Haller war im Übrigen ein

Abb 14. Gazophylacium *bedeutet eigentlich Schatzkammer und stammt aus dem Griechischen. Die Schatzmetapher wird oft für Titel von Werken verwendet, die medizinische oder pharmazeutische »Schätze« darbieten.*

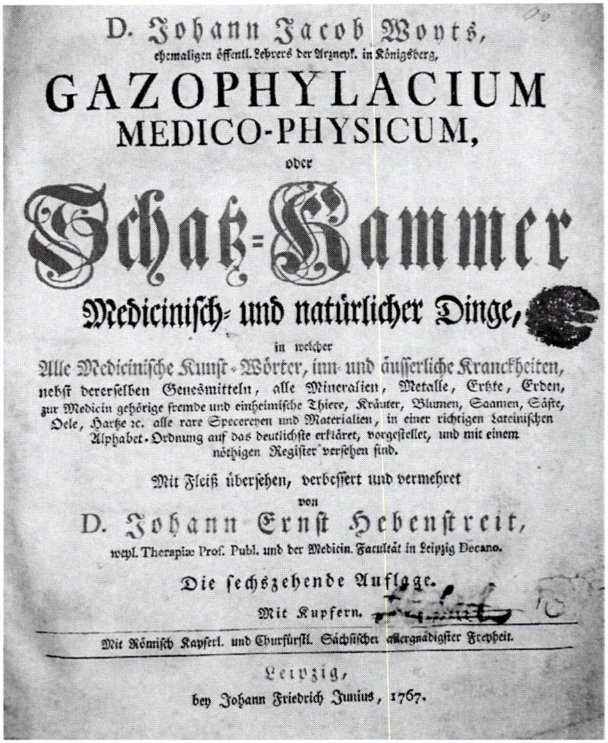

D. Johann Jacob Woyts,
ehemaligen öffentl. Lehrers der Arzneyk. in Königsberg,
GAZOPHYLACIUM
MEDICO-PHYSICUM,
oder
Schatz-Kammer
Medicinisch- und natürlicher Dinge,
in welcher
Alle Medicinische Kunst-Wörter, inn- und äusserliche Kranckheiten, nebst derselben Genesmitteln, alle Mineralien, Metalle, Ertzte, Erden, zur Medicin gehörige fremde und einheimische Thiere, Kräuter, Blumen, Saamen, Säfte, Oele, Hartze rc. alle rare Specereyen und Materialien, in einer richtigen Lateinischen Alphabet-Ordnung auf das deutlichste erkläret, vorgestellet, und mit einem nöthigen Register versehen sind.
Mit Fleiß übersehen, verbessert und vermehret
von
D. Johann Ernst Hebenstreit,
weyl. Therapiæ Prof. Publ. und der Medicin. Facultät in Leipzig Decano.
Die sechzehende Auflage.
Mit Kupfern.
Mit Römisch Kayserl. und Churfürstl. Sächsischer allergnädigster Freyheit.
Leipzig,
bey Johann Friedrich Junius, 1767.

herausragender Anatom und Sezierer, der zahlreiche anatomische Fachbegriffe geprägt hat. Der selbstbewusste Titel dieses 1755–1756 in Frankfurt am Main und Leipzig erschienenen zweibändigen Werkes gibt die Absicht der anonymen Autoren unmittelbar zu erkennen. Sie zielen auf ein breites Publikum, verwenden Latein und Deutsch nebeneinander und bilden den »reichen Schatz« der Natur ab:

Onomatologia medica completa seu Onomatologia Historiae naturalis oder Vollständiges Lexikon, das alle Benennungen der Kunstwörter der Naturgeschichte nach ihrem ganzen Umfang erkläret und den reichen Schatz der ganzen Natur durch deutliche und richtige Beschreibungen des nützlichen und sonderbaren von allen Thieren, Pflanzen und Mineralien sowohl vor Aerzte als anderer Liebhaber in sich fasst zu allgemeinem Gebrauch von einer Gesellschaft naturforschender Aerzte nach den richtigen Urkunden zusammengetragen.

Die Schatzmetapher hat eine lange Tradition in der Medizingeschichte: Um die Mitte des 13. Jahrhunderts schreibt der Arzt, Philosoph und spätere Papst Johannes XXI., Petrus Hispanus (1210/20–1277), seinen *Thesaurus Pauperum*, den *Schatz der Armen*. Seitdem ist »Schatz« einer der beliebtesten Topoi für die Bezeichnung von naturwissenschaftlichen Wörterbüchern.

Im 18. Jahrhundert werden zwar lateinisch-sprachige Lexika weiterhin aufgelegt, doch die neue Produktion ist durch den Gebrauch der modernen Nationalsprachen gekennzeichnet. Mehrsprachige Register und Tabellen bieten oft zusätzliche Mittel zur schnellen und effektiven Konsultation dieser Werke, die sich dank solcher pragmatischer Hilfsapparate besser verkaufen lassen. Die Mehrsprachigkeit wird immer selbstverständlicher in einer Gesellschaft, in der Mediziner und Gelehrte anderer Disziplinen mündlich und schriftlich zwar in Latein kommunizieren, im alltäglichen Umgang mit ihren Patienten allerdings ihre jeweilige Landessprache verwenden. Auch das Publikum, das sich für medizinische oder enzyklopädische Wörterbücher und Lexika interessiert, hat sich im Vergleich zu den vorangegangenen Jahrhunderten erheblich verändert. Die Ausweitung des Lesepublikums, die dank der bereits im 17. Jahrhundert entstandenen Kultur der Magazine und Journale beschleunigt wird, führt dazu, dass mehr und mehr auch gebildete Laien, nicht zuletzt auch Frauen, zu diesen Lexika greifen.

Für den internationalen Erfolg medizinischer Lexika, die nun innerhalb Europas zirkulieren, seien folgende Beispiele genannt: In England veröffentlicht der Arzt und Übersetzer medizinischer Werke Robert James (1703–1776) *A medicinal dictionary; including physic, surgery, anatomy, chymistry and botany in all their branches relative to medicine* (3 Bde., 1743–1745). Schlagworte werden hier ausführlich erklärt und vertieft, indem referiert wird, was die bedeutendsten Autoren der Medizingeschichte zum betreffenden Begriff vermerkt hatten. Trotz seines fachwissenschaftlichen Charakters bleibt das Werk der ärztlichen Praxis nahe. Das bedeutendste Wörterbuch der Geschichte der medizinischen Lexikographie wurde wegen seiner Popularität unmittelbar nach seinem Erscheinen ins Französische übersetzt *(Dictionnaire universal de médecine)*. An der Übersetzung waren mehrere angesehene Vertreter der französischen Wissenschaft und Medizin beteiligt, darunter auch Denis Diderot (1713–1784), der bereits mit Jean Le Roud d'Alembert (1717–1783) an dem bis dahin ehrgeizigsten enzyklopädischen Projekt, der *Encyclopédie, ou Dictionnaire raisonné des Sciences, des Artes et des Métiers* [...], (Paris 1751- 1722) gearbeitet hatte. James' imposantes Werk stellt eines der letzten enzyklopädischen Wörterbücher dar, das von einem einzelnen Autor verfasst wurde. Danach werden Lexika von Autorenkollektiven erarbeitet und herausgegeben, wobei die unterschiedlichen Texte der fachlichen Ausrichtung ihrer Verfasser entsprechen.

Frankreich beherrscht den europäischen, medizinischen Büchermarkt des 19. Jahrhunderts vermittels einer unermüdlichen Produktion von Lexika und Enzyklopädien. Vicq d'Azyrs (1787–1830) *Encyclopédie méthodique,* der *Dictionnaire des sciences médicales* (1812–1822, 60 Bde.) und der kolossale *Dictionnaire encyclopédique des sciences médicales* (1864–1889, 100 Bde.), herausgegeben unter der Direktion von Amédée Dechambre (1812–1886), sind enzyklopädisch konzipierte, mehrbändige Werke, die weit über die Zielsetzungen ihrer Vorläufer hinausreichen und James' Werk in den Hintergrund drängen. Das Ziel des *Dictionnaire encyclopédique* besteht darin, die aktuellen medizinischen Erkenntnisse mit Hilfe anschaulicher, wissenschaftlicher Darstellungen für eine breite, heterogene Leserschaft unmittelbar zugänglich zu machen. Fast zweihundert Autoren unterschiedlichster Forschungsbereiche und aus verschiedenen europäischen Ländern arbeiteten gemeinsam an diesem Mammutwerk. Der *Dictionnaire encyclopédique* kann als der Abschluss eines Prozesses betrachtet werden, in dem das medizinische Lexikon etliche formale, inhaltliche und konzeptionelle Veränderungen erfahren hat, bis es sich zur mehrbändigen, alle Bereiche der Medizin umfassenden Enzyklopädie entwickelte. Pragmatischere, benutzerfreundlichere medizinische Wörterbücher werden im 19. Jahrhundert selbstverständlich weiterhin produziert. Ein berühmtes Beispiel dieser praxisorientierten Richtung innerhalb der medizinischen Lexikographie ist das 1894 von Otto Dornblüth (1860–1922) herausgegebene *Wörterbuch der medizinischen Kunstausdrücke,* das als *Klinisches Wörterbuch* bis heute aufgelegt wird. Bekannter ist es allerdings unter der Bezeichnung »der *Pschyrembel*«, nach Willibald Pschyrembel (1901–1987), der den Ausbau des Werkes von 1931 bis 1982 geleitet hat. Zwar ist hier der klinische Schwerpunkt offensichtlich, doch zugleich ist das Spektrum der besprochenen Aspekte weit gefasst, so dass das Werk einem enzyklopädischen Anspruch gerecht wird (Pschyrembel 1994: V).

I. 4.2 MEDIZINISCHE TERMINOLOGIE UND NOMENKLATUR

In einer Epoche, in der die theoretischen und klinischen Fächer, die wir heute kennen, ihre Ausdifferenzierung und Institutionalisierung erfuhren, entwickelte sich in Deutschland ein reges Interesse für philologisch-historische Untersuchungen, die auch in die medizinische Lexikographie eingeflossen sind. Die terminologische Forschung wird dank der sogenannten Philologen-Ärzte, die in Deutschland auch bei der Herausbildung der Medizingeschichte als Fachrichtung eine zentrale Rolle spielen werden, vorangetrieben. Ludwig August Kraus' (1777–1845) *Kritisch-etymologisches medicinisches Lexikon* (1821) exemplifiziert das Bestreben, die medizinische Terminologie philologisch und historisch zu analysieren. Während Kraus ausschließlich die griechischen Wurzeln medizinischer Begriffe aufzeigt, untersucht der Wiener Anatom Joseph Hyrtl (1810–1894), der seine Zeit als Pensionär den »Worten [seiner] früheren Berufswissenschaft« widmet, arabische und hebräische Spuren in der anatomischen Nomenklatur (Hyrtl 1880: VIII). 1879 erscheint *Das Arabische und Hebräische in der Anatomie* und 1880 die *Onomatologia anatomica.* Diese beiden Werke sind insofern bedeutend, als sie den Beginn der Reformbewegung der medizinischen Nomenklatur markieren, die zur heute gültigen Nomenklatur führt. Natürlich hat in den Werken von Kraus und Hyrtl im Vergleich zu den zuvor besprochenen Lexika eine inhaltliche und konzeptionelle »Verschiebung« stattgefunden. Erstere sind grundsätzlich nicht für das Medizinstudium oder die ärztliche Praxis konzipierte Wörterbücher, sondern lexikalische Untersuchungen der medizinischen Fachsprache. Sie existieren neben den gebräuchlichen, pragmatisch orientierten Wörterbüchern und enzyklopädischen Werken. Angesichts der Tatsache, dass die Fachsprache durch oft falsch verwendete, neulateinische und neugriechische Barbarismen »verunstaltet« sei, betont Hyrtl, dass »das bunte Gewirre der anatomischen Kunstausdrücke« reformiert werden müsse:

» Die anatomische Sprache reformieren zu wollen, konnte mir nicht in den Sinn kommen. Dazu gehört ein *ad hoc* gewählter Ausschuss sprachkundiger Anatomen, mit philologischer Assistenz, - eine *Accademia della crusca anatomica*. Ich hatte nur die Absicht, die Nothwendigkeit einer Reform Jenen anschaulich zu machen, welche sich die Mühe nehmen wollen, dieses Buch durchzublättern.« (Hyrtl, 1880: VII)

In der Hoffnung, dass die sprachliche Reform der Anatomie zu einer Reform der gesamten medizinischen Terminologie führen würde, verfasst Hyrtl 1880 sein programmatisches Werk *Onomatologia Anatomica, Geschichte und Kritik der anatomischen Sprache der Gegenwart,* in dem er die Herkunft und Geschichte zahlreicher anatomischer Termini mit Akribie rekonstruiert. Wie bei einer archäologischen Ausgrabung trägt Hyrtl die z.T. jahrhundertealten Sedimente verschiedenster Sprachen und Einflüsse ab und löst die ursprünglichen Ausdrücke aus den Schichten der Überlieferung.

Die von Hyrtl nachdrücklich angeregte systematische Erneuerung der anatomischen Nomenklatur begann wenige Jahre später. 1895 wurde eine lateinische anatomische Standardnomenklatur eingeführt, die unter dem Namen *Baseler Nomina Anatomica* (BNA, 1895) bekannt geworden ist. Voraussetzung für eine funktionelle Nomenklatur war die Tilgung von Bezeichnungen mit Personennamen von Entdeckern, Erstbeschreibern etc. *(Eponyma);* verschiedenen Ausdrücken, die dasselbe bedeuten *(Synonyma);* gleichlautenden, aber Verschiedenes bezeichnenden Ausdrücken *(Homonyma).* Die grundlegenden Kriterien waren Einfachheit und Kürze. Die BNA vereinheitlichte die anatomische Nomenklatur und wurde zunächst weitgehend akzeptiert. Doch in den folgenden Jahrzehnten zeigte sich eine gewisse Unzufriedenheit, v. a. im Bereich der Vergleichenden Anatomie, die zur Neubearbeitung der BNA führte. In den dreißiger Jahren des 20. Jahrhunderts erarbeiten Anatomen verschiedener Länder Verbesserungsvorschläge für die BNA. Die *Anatomical Society of Great Britain and Ireland* veröffentlicht 1933 ihre Bezeichnungslisten, die *Deutsche Anatomische Gesellschaft* gibt 1935 die geplante Revision der BNA bekannt. Die *Jenaer Nomina Anatomica* (JNA, 1935) sind das Resultat dieser zweiten Verbesserungswelle. Mehrere revidierte Auflagen der JNA, die auch die Vorschläge italienischer, japanischer und amerikanischer Anatomen berücksichtigen, erscheinen 1936, 1939 und 1941. Ihr Herausgeber ist der Anatom Hermann Stieve (1886 – 1952), der seit 1935 Vorsitzender des *Kommissionsausschusses zur Festlegung der Nomina Anatomica* ist. Stieve war ein bekannter Anatomieprofessor, dessen Karriere vor und nach dem Nationalsozialismus bruchlos verlaufen ist. Neben seiner terminologischen Arbeit betrieb er in den 1930er und 1940er Jahren sehr intensiv gynäkologisch-histologische Forschungen (Schagen, 2005). Um den Einfluss des nervösen Systems auf die Morphologie und Funktion der Eierstöcke zu beweisen, führte er anatomische Untersuchungen an weiblichen Unfallopfern und an hingerichteten Frauen durch (*Der Einfluß des Nervensystems auf Bau und Leistungen der weiblichen Geschlechtsorgane des Menschen,* Leipzig 1942). Während der nationalsozialistischen Diktatur nutzte er bereitwillig die Möglichkeit, systematisch hunderte von Leichen hingerichteter Frauen zu untersuchen, wobei die Leichen seinem Institut jeweils unmittelbar nach der Exekution geliefert wurden. Zu einer öffentlichen Hinterfragung der Gründe, die zur Hinrichtung so vieler Frauen und Männer geführt hatten, kam es seitens Stieve auch nach dem Krieg nie. So gehört Stieve zu jener Gruppe von deutschen Wissenschaftlern, die ihre Forschungsziele auch unter ethisch höchst fragwürdigen Umständen ungestört und beinahe obsessiv verfolgten.

Die medizinische Terminologie blieb von den Auswirkungen der erbarmungslos arisierenden Politik der Nationalsozialisten nicht verschont, wie der Fall des jüdischen Mediziners Walter Guttmann (1873 – 1941) belegt. Zu Beginn des 20. Jahrhunderts hat Guttmann das in der Folge erfolgreichste Lehrbuch der medizinischen Terminologie verfasst. Zwischen 1900 und 1955 erscheinen 35 Auflagen, doch nur bis 1937 führt das Lehrbuch den Namen seines Autors. Dann erscheint das Buch als von Herbert Volkmann herausgegeben aber noch unter dem Titel *Guttmans Medizinische Terminologie.* In den darauffolgenden Auflagen ist der Name Guttman endgültig gelöscht, als ob er nie existiert hätte (Voswinkel, 1977).

Interessanterweise stellen sich die Bemühungen Stieves als vergeblich heraus, denn fast alle in die JNA eingegangenen Änderungen werden in den 1950er Jahren rückgängig gemacht. *Musculus iliacus* hätte zum Beispiel durch *m. ilicus, Nervus meningeus* durch *n. meningicus, Ligamentum teres uteri* durch *Chorda utero-inguinalis* – weil der muskulöse Strang kein Band sei – ersetzt werden sollen (Stieve 1939: 136); doch in der heutigen Nomenklatur sind diese Ansätze verworfen. In den Vorworten und Anmerkungen zu den Nomenklaturen und deren zahlreichen verbesserten Neuauflagen sind die Spannungen spürbar, die die langwierigen Arbeitsphasen der heterogen zusammengesetzten Kommissionen erschwert haben. Auf die jeweiligen Verbesserungsvorschläge der Anatomengremien reagierten Kollegen aus der ganzen Welt, was zu einem regen, durchaus polemisch geführten Disput ins Leben rief. Im Rahmen der Anatomiekongresse wurden die laufenden Diskussionen auch in die Öffentlichkeit getragen.

Parallel zu den Bemühungen der deutschen Anatomengruppe verfassten in den folgenden Jahren auch japanische und amerikanische Anatomen ihre eigenen Listen, was eine unüberschaubare Vervielfachung der Nomenklaturvorschläge zur Folge hatte. Kurz vor dem Zweiten Weltkrieg wurde der Bedarf einer international anerkannten Terminologie zwar festgestellt, doch erst 1950, nach der Wiederherstellung internationaler Kontakte, konnten in Oxford, beim Internationalen Anatomischen Kongress, die Grundlagen für eine gemeinsame Überarbeitung der *Nomina Anatomica* gelegt werden. Diesmal wurde ein länderübergreifender Ausschuss gebildet, der seine Vorschläge 1955 vor dem Internationalen Anatomenkongress in Paris vorstellte. Die neue Nomenklatur, *Nomina Anatomica Parisiensia* oder *Pariser Nomina Anatomica* (PNA, 1955) stellt eine »ziemlich conservative [sic] Revision der BNA dar und geht in Bezug auf die Einführung neuer Ausdrücke bzw. die Modifizierung alter Namen nicht so weit wie die JNA« (Woerdeman 1957: X). Die nach dem Krieg zusammengestellte Kommission machte im Großen und Ganzen die im nationalsozialistischen Deutschland vorangetriebene Nomenklaturrevision wieder rückgängig, wie der Vergleich von BNA, JNA und PNA deutlich macht. Dabei zeigt sich, dass sich die PNA stark an die BNA anlehnt. Bei deren Zusammenstellung wurde das Hauptgewicht auf Einfachheit, Kürze sowie leichte Memorierbarkeit der Begriffe gelegt. Dabei wurden folgende Kriterien berücksichtigt: Jedes Organ soll durch einen einzigen Ausdruck bezeichnet werden; lateinische Bezeichnungen sind zu bevorzugen; Ausdrücke sollen kurz, einprägsam und beschreibend sein; Organe und Gebilde mit topographisch enger Beziehung, sollen ähnlich genannt werden *(Musculus tibialis anterior/posterior, Nervus tibialis);* lage-, größe-, und funktionsunterscheidende Adjektive sollen sich gegensätzlich verhalten (*anterior* und *posterior, maior* und *minor, abductor* und *adductor*); die noch vorhandenen Eponyme werden gestrichen (Michler/Benedum, 1981: 11 – 12). Die PNA, für die 1960 beim 7. Internationalen Anatomischen Kongress in New York etliche Verbesserungen beschlossen wurden, ist die Vorläuferin der seit 1998 international anerkannten und verbindlichen *Terminologia Anatomica.*

1975 werden beim 10. Internationalen Anatomenkongress in Tokio die *Nomina Histologica* (NH) und *Nomina Embryologica* (NE) vorgestellt und gebilligt. Bereits seit 1968 existieren die *Nomina Veterinaria* (NAV).

I.5 WORTGESCHICHTEN ALTE BEGRIFFE – NEUE BEDEUTUNGEN

I.5.1 GEFÄSSE, VENEN, ARTERIEN UND RÖHREN

Die Begriffe Arterie (gr. *arterie*, lat. *arteria*) und Vene (gr. *phleps*, lat. *vena*) erscheinen bereits im CH und werden in der Folge ununterbrochen verwendet, doch durchleben sie bei ihrem Gebrauch in der Anatomie und Physiologie etliche inhaltliche Metamorphosen. Homer verwendet *phleps*, *phlebos* (φλέψ, φλεβός) in der generischen Bedeutung von Blutgefäß (*Ilias*, 13, 546). Entsprechend der Auffassung, dass die Venen das Blut und die Arterien das Pneuma beinhalten, bedeutet im CH (wie auch für Aristoteles) *arteria* ursprünglich »Luftröhre« (CH *De natura ossium* L 9, 13: 184; CH *Epidemien* L 5, VII, 25: 394; Arist. *Historia animalium* 1, 12. 493a8). Doch denselben Autoren dient der Begriff zugleich als Bezeichnung der Vene und zur allgemeinen Bezeichnung von Blutgefäßen, ohne dass eine Unterscheidung zwischen Vene und Arterie im modernen Verständnis vorgenommen wurde (*De articulis* 45 L. 4: 190; Aristoteles, *De spiritu* 5. 584a1). In einem der späteren Werke des CH wird erstmals zwischen der Herkunft der Venen, die aus der Leber herstammen würden, und der Arterien, deren Ursprung das Herz sei, differenziert (*De alimentu* L 9, 31: 110). Diskrepanzen lassen sich diesbezüglich auch bei den alexandrinischen Anatomen feststellen. Während Herophilos die Arterien als mit Blut (gr. *haima* = lat. *sanguis*) und Pneuma (gr. *pneuma* = der Wind, der Hauch, der Atem), die Venen dagegen nur mit Blut gefüllt sieht, beschreibt Erasistratos die Arterien als ausschließlich mit Luft gefüllt. Diese Funktionszuschreibung der Arterien war aus Sicht des Erasistratos notwendig, denn er verglich die Blutbewegung im menschlichen Körper sehr anschaulich mit dem Fließen von Wasser in einem Bewässerungsnetz. Dabei dienten die Venen als Kanäle, während die Arterien das vom Herzen herstammende Pneuma im Körper verteilten. Rufus von Ephesos präzisiert, dass die Griechen die dünnhäutigen mit Blut gefüllten Gefäße Venen; die Arterien »pulsierende Venen« nennen (Rufus 1554, Kap. 33, 34: 441, 444). Julius Pollux übernimmt die Definition von Funktionen und Substanzen der Gefäße von Erasistratos: »Arterien sind der Gang des Geistes, wie die Venen der Gang des Blutes sind« (*Arteriae vero sunt meatus spiritus sicut venae, sanguinis*, Pollux 1541, II: 126).

Der neben Hippokrates bedeutendste und wirkungsmächtigste Arzt der Antike, Galen von Pergamon, begründet die von ihm vorgenommene Differenzierung zwischen Venen und Arterien und deren spezifischen Inhalten physiologisch und anatomisch. Seine Beschreibungen der Körperteile und -organe beruhen auf der damals verbreiteten, teleologischen Anschauung, der zufolge alles Natürliche zweckmäßig geformt und beschaffen ist, um seiner Funktion in vollkommenster Weise zu entsprechen. Demnach schildert er die Venen als Verteiler und Verfeinerer des Blutsaftes, welchen sie in zunächst dickerer Konsistenz von der »Blutwerkstatt« Leber erhalten. Abhängig von ihrer Lage im Körper und ihrer Funktion entsprechend, beschreibt Galen die Venen als von einer unterschiedlich starken Hülle (lat. *tunica*) überzogen. Die Arterien sollen hingegen das feinere, dampfartige Blut beinhalten und sich in Funktion und Struktur von den Venen unterscheiden. Durch diese galenische Beschreibung scheinen Funktionsweise und Eigenschaften von Venen und Arterien eindeutig bestimmt, dennoch herrscht bis ins 16. Jahrhundert hinein eine gewisse Unklarheit (Gadebusch Bondio 2005).

In den im lateinischen Mittelalter zirkulierenden Definitionen der Gefäße diversifizieren sich die Meinungen erneut. Isidor von Sevilla gibt im Kapitel *De homine et portentis* seiner bereits besprochenen *Etymologiae* folgende Definition der Vene, macht jedoch keine Angaben zur Etymologie des Arterie-Begriffs:

> » Die Venen sind so genannt, weil sie die Wege des schwimmenden Blutes sind; sie sind wie im ganzen Körper verteilte Kanäle, durch die alle Glieder bewässert werden.«
> *Venae dictae, eo quod viae sint natantis sanguinis, atque rivi per corpus omne divisi, quibus universa membra inrigantur.*
> (Isidor von Sevilla 1962, XI, 1: 121)

Uguccione da Pisa gibt in seinen *Derivationes* zunächst eine akkurate Definition der Arterie, dann aber verwendet er den Begriff *vena* im Sinne von Luftrohr für die gerade beschriebenen Luftkanäle und verwischt dadurch die galenische Differenzierung:

> » Ebenso wird *artus* (Glied, Gebilde) im Sinne von *strictus* (eng) mit *aer* (Luft) zusammengenommen,

Abb15 *Darstellung der* Vena cava, *die sich aus der Leber verzweigt, aus Caspar Bauhins* Theatrum anatomicum *(1605). Folgende Beschreibung begleitet das Bild und erklärt die mit Buchstaben versehenen Teile: »Venae cavae portae que radices per hepar disseminatas, earumque anastomoses exhibet, una cum trunco venae umbilicalis FG Portae HI. Et Cavae CD notatio«.*

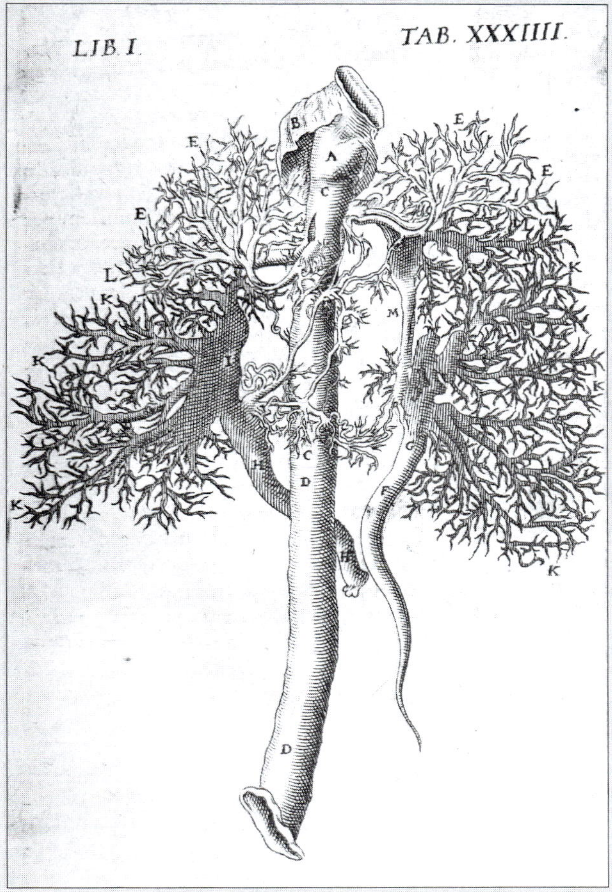

woraus *arteria* (Arterie) wird, sozusagen ›enger Luftweg‹, d.h. die *vena* (Vene), durch welche die Luft (*aer*) oder der Geist (*spiritus*) hinein- und hinausgelangt, woraus dann *arteriacus, -a, -um* (zur Arterie gehörig) [...].
Item artus pro strictus componitur cum aere et fit hec arteria –e, quasi arta aeris via, scilicet vena per quam exit et intrat aer vel spiritus, unde arteriacus –a –um [...].
(Uguccione 2004, A 81: 25)

Als Andreas Vesal seine präzise anatomische Beschreibung der Morphologie der Gefäße erarbeitet, ist die terminologische Frage bezüglich der Gefäße eigentlich geklärt.

Der Vergleich der Lemmata *vas, vena, arteria* in den medizinischen Lexika, die nach den 1550er Jahren erschienen sind, ergibt nur noch unbedeutende Abweichungen. Jean de Gorris z.B. merkt an, dass der römische Gelehrte Aulus Gellius (um 200) bereits vor Galen die Arterie als den Behälter (*conceptaculum*) des natürlichen Geistes (*spiritus naturalis*, gr. *pneuma*) und des Blutes (*sanguis*) beschrieben habe. Das in den Arterien großzügig vorhandene Pneuma mische sich mit dem Blut (De Gorris 1578: 53). Zwar werden die Bezeichnungen *vena* und *arteria* bis zum Beginn des 17. Jahrhunderts manchmal noch unpräzise verwendet, doch nach der Veröffentlichung von Girolamo Fabrizio d'Aquapendentes (um 1533 – 1619) Werk über die Venenklappen *De venarum ostiolis* (1603), scheint sich die Terminologie der Blutgefäße endgültig verfestigt zu haben.

In der Castelli-Edition des Jahres 1628 richtet der Herausgeber seine Aufmerksamkeit weniger auf die Physiologie als auf die Morphologie der Gefäße und stellt hervorragende Kenntnisse über die anatomischen Schriften der Renaissance unter Beweis. Wir erfahren außerdem, dass die antiken Autoren mit dem Wort *vena* (φλέψ) gleichzeitig Venen und Arterien bezeichneten (Castelli 1628: 360 – 1). Mit Bezug auf Platon und Galen wird die Arterie als ein allgemeines, aus dem Herzen (*cor*) stammendes Gefäß (*Vas commune*) definiert, das, um den Lebensgeist (*Spiritus vitalis*) aufnehmen und im ganzen Körper verteilen zu können, rund gehöhlt (*concavum*) sei. Arterien und Venen würden sich außerdem darin unterscheiden, dass die Venen Blut beinhalteten und nicht pulsierten (*vena sit vas sanguinem continens, nec pulsans*), während die Arterien, wie das Herz, pulsierten. Der Herausgeber hält es offenbar für müßig zu präzisieren, dass die Arterien eine Mischung von Blut und *pneuma* transportieren (Castelli 1628: 160). Zu diesem Zeitpunkt scheint dies für alle Leser selbstverständlich gewesen zu sein.

I.5.2 GESCHLECHT/*GENUS/SEXUS* – ZWISCHEN NATUR UND KULTUR

Sprachsysteme, und dazu gehören auch die wenig erforschten Fachsprachen wissenschaftlicher Disziplinen, teilen die Nomina in Gruppen und Klassen, die auch nach Genuszuschreibungen konzipiert sind. Diese Gruppen- und Klasseneinteilungen sind schwierig zu begründen und äußerst komplex. Für die anatomischen Termini sind die Genera dank der Endungen des Nominativs (Singular und Plural) fast immer grammatikalisch erkennbar, jedoch kaum zu erklären. Die lateinischen bzw. latinisierten Termini können weiblich (*feminina*), männlich (*masculina*) oder sachlich (*neutra* = *ne-utrum* = keines von beidem) sein. Nicht immer stimmen die lateinischen mit den deutschen Genera überein. Die Furche ist beispielsweise im Lateinischen männlich, *sulcus*, genauso wie das Haar, *pilus*. Genuszuweisungen lassen sich einfach nachvollziehen, wenn das grammatische Genus mit dem sogenannten biologischen Geschlecht des bezeichneten Gegenstandes übereinstimmt. In der anatomischen Terminologie werden auch Gebilde (*ganglion*, n., der Nervenknoten), Substanzen (*cartilago*, f., der Knorpel; *caro*, f., das Fleisch) Flüssigkeiten (*sudor*, m., der Schweiß), aktive Körperteile (*Musculus rotator*, m., der drehende Muskel) und Krankheiten (*diabetes*, m., die Harnruhr; *hydrophobia*, f., die Angst vor Wasser) mit einem grammatischen Genus versehen, das sich in diesen Fällen nicht mit dem biologischen Geschlecht erklären lässt.

Selbst das Wort *genus* stellt sich bei genauerer Betrachtung als problematisch dar. Während *genus* im Lateinischen von *geno*, bzw. *gigno* (gr. γένος) = zeugen, d.h. von gebären herstammt und »Geburt, Herkunft, (der) Abstammung (nach), Art, Gattung« bedeutet, wird der Begriff im Deutschen unkorrekt mit »Geschlecht« übersetzt, was ihn in irreführender Weise in biologistische Korrelation mit *sexus* (das männliche und weibliche Geschlecht) bringt. In anderen Sprachen, wie Französisch, Englisch oder Italienisch, wird hingegen der Unterschied zwischen *genus* (fr. *genre*, engl. *gender*, it. *genere*) und *sexus* (fr. *sexe*, engl. *sex*, it. *sesso*) berücksichtigt und unmissverständlich wiedergegeben. Seit Ende der 1960er Jahre ist die Differenzierung der englischen Begriffe *sex*, als anatomisch-biologisch-physiologisch bedingte Geschlechtszuschreibung und *gender* als durch Erziehung und Gesellschaft geprägtes Identitätskonstrukt von Frau und Mann, geläufig. Aufgrund der Unübersetzbarkeit des Genus-Begriffs ins Deutsche hat sich in Fachkreisen bereits das englische *gender* etabliert, z.B. in Komposita wie Genderforschung (David-Ménard/Deutscher, in Cassin 2004: 495-497).

Die scheinbare Willkürlichkeit in den Genuszuschreibungen hat Sprachphilosophen und Philologen schon immer zu Spekulationen angeregt. So vermutet Johann Gottfried Herder (1744 – 1803) in seiner Schrift *Über den Ursprung der Sprache* (1772), dass das grammatische Genus von belebten, unbelebten und abstrakten Substantiven auf wilde Urvölker zurückzuführen sei. In ihrer mythisch-mystischen Weltdeutung hätten sie ihre gesamte Umwelt als beseelt angenommen. Das führte nach Herders Meinung zu einer durchgängigen Sexualisierung der Natur. Diese Vorstellung erkläre die Tatsache, dass alles – auch Unbelebtes – durch einen primären kulturellen Trieb als männlich oder weiblich betrachtet worden sei (Bussmann 1995: 125-6). Fünfzig Jahre später erklärt Jakob Grimm (1785 – 1863) die Entstehung der Genera als eine chronologisch nachvollziehbare Reihenfolge, ähnlich der biblischen Schöpfung, in der das Maskulinum als das »frühere, größere, festere, sprödere, raschere, das thätige, bewegliche, zeugende« und zuerst entstandene, das Femininum als das »spätere, kleinere, weichere, stillere, leidende, empfangende« gelte. Schließlich sei das Neutrum gefolgt, das er als »das erzeugte, gewirkte, stoffartige, generelle, unentwickelte, collective« und als eine Mischung männlicher und weiblicher Kennzeichen definiert (Grimm 3, 1831: 359). Dieser Abfolge entsprechend klassifiziert Grimm die deutschen Nomina in 28 Sachgruppen und versucht dann, die Genuszuordnung scheinbar intuitiv zu begründen. Im Abschnitt »der Leib und seine Teile« analysiert Grimm die geschlechtliche Zuordnung der Körperteile, darunter auch jener Organe, die für die Geschlechtsbestimmung verantwortlich sind und kommt zu wenig überzeugenden Aussagen, wie:

» Bemerkenswert ist die Einstimmung unserer mit der lat. und griech. Sprache darin, dass die *hand* als kleiner, zierlicher weiblich, der *fuß* als größer und stärker männlich

Abb. 16, Abb. 17 *Die unversehrten Körper der Frau und des Mannes werden im anatomischen Traktat von Gottfried Bidloo (1649–1713) in neoklassischem Stil dargestellt und ästhetisiert.*

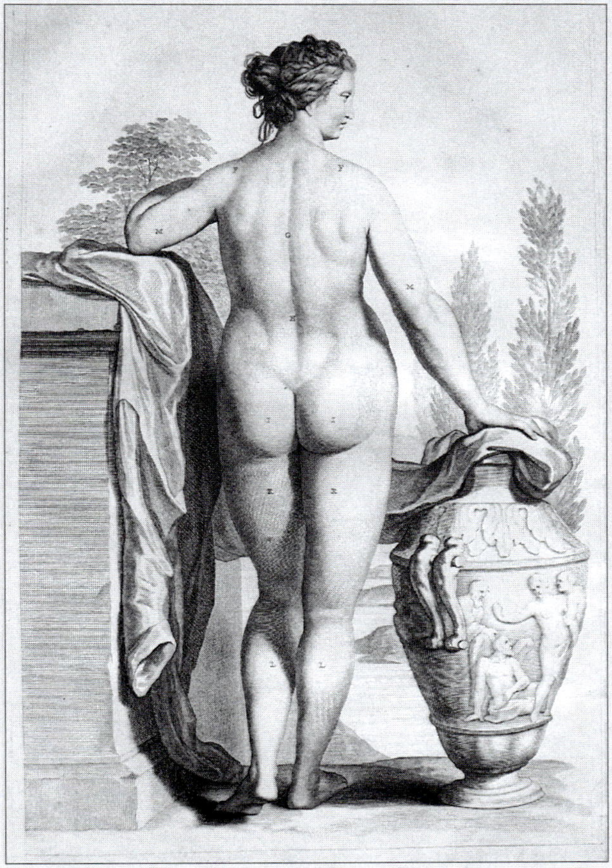

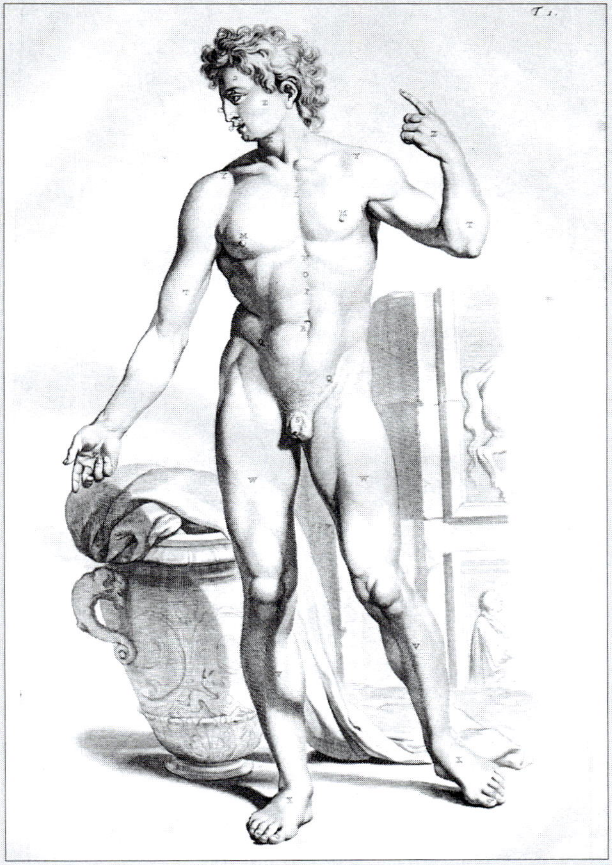

vorgestellt wird. [...] Entschieden männlich ist die schlagende Hand [...] Die geballte Hand altn. *knefi* (*pugnus*) masc.« (Grimm 3, 1831: 401)

Grimms »Sexualisierung« der Grammatik basiert auf der Vorstellung eines Prozesses, in dem die Kultur als Wiege der Sprache dazu neigt, das Natürliche auf die Grammatik zu übertragen. Dadurch werden auch unbelebte Gegenstände anhand der sexuellen Dichotomie, die die meisten Lebewesen voneinander trennt, »belebt«, erkennbar und deklinierbar gemacht. So wird die Sprache als ein natürlicher Vorgang begriffen, der sich einfach im Laufe der Zeit ergibt und in dem die Natur in die Kultur einfließt. Die Bemühungen von Herder und Grimm, die grammatischen Genera zu begründen, mögen heute naiv erscheinen. Doch bedenklich kann die Tatsache stimmen, dass die von Grimm aufgezeichneten Eigenschaften der drei Genera immer noch eine gewisse, unreflektierte Akzeptanz in unserer Gesellschaft genießen. Die Vergleichende wie auch die Feministische Linguistik haben sich in den letzten 25 Jahren zunehmend mit Fragen der Genuszuweisung befasst und gezeigt, dass diese nicht bloß ein Kunstprodukt der Grammatik sind, sondern ein künstlicher, historisch und soziokulturell bedingter Akt (Wyss 1979: 162).

Wie diese Vorstellungen von den Geschlechtern in die medizinische Terminologie einfließen, soll folgendes Beispiel veranschaulichen: Vom griechischen Begriff *hystera* (gr. ὑστέρα, lat. *uterus* = die Gebärmutter) wurde die Krankheitsbezeichnung Hysterie abgeleitet. Die Bedeutungsschwankungen des Krankheitsbegriffes Hysterie sind mit den, im Laufe der Zeit variierenden Auffassungen von den weiblichen Reproduktionsorganen als auch vom weiblichen und männlichen Körper im Allgemeinen eng verknüpft. Die griechischen Feminina *mētra* und *hystera* werden im lateinischen Mittelalter mit *matrix* und *vulva* übersetzt. Doch der Terminus *uterus*, ein Maskulinum, wird sich in der Anatomie durchsetzen und für die folgenden kritischen Äußerungen des Anatomen und Terminologieexperten Hyrtl sorgen:

» Wenn man die menschliche Gebärmutter *uterus* nennt, begeht man eigentlich eine Unart gegen das schöne Geschlecht. Uterus kommt von *uter*, »Schlauch«. Der menschliche Uterus ist kein Schlauch. Wohl aber können Hörner eines trächtigen, thierischen *uterus bicornis*, ihrer Länge und Dicke wegen, mit Schläuchen verglichen werden. Das hat man auch gethan, als man bei den Opfern, der mächtigen Uterusschläuche trächtiger Hausthiere zuerst ansichtig wurde. Dazu fehlte es im Alterthum an Gelegenheit nicht, denn gewissen Gottheiten, welche als Symbole und Ideale der Fruchtbarkeit verehrt wurden, wie Ceres und Pomona, durften nur trächtige Thiere geopfert werden. Uterus passt also, genau genommen, nicht auf den ledigen, sondern auf den geschwängerten Zustand dieses Organs. So oft im Plinius das Wort Uterus unterkommt, ist immer von trächtigen oder gebärenden Thieren die Rede. Da man später doch auch für die menschliche Gebärmutter einen Namen brauchte, wurde der thierische dazu benützt, und von den Schriftstellern wiedergegeben, wenn von der Schwangerschaft oder Geburt die Rede ist […] Über den menschlichen Uterus hatte man, bis lange nach Galen, eine klägliche Vorstellung. Man hielt ihn dem thierischen ähnlich. Der thierische Name war also gut genug für ihn. Erst Soranus, ein griechischer Arzt zur Zeit Kaisers Adrians, gibt seine Form bestimmter an, indem er sie mit einem Schröpfkopf vergleicht. Er nennt ihn nicht mehr zweihörnig, wie seine Vorgänger thaten, sondern theilt ihn in *Fundus*, *Corpus* und *Collum* ein, welche Eintheilung jetzt noch beibehalten wird. Ein Schröpfkopf ist von einem Schlauche sehr verschieden, – ein Beweis mehr, dass der birnförmige menschliche Uterus einen seiner Gestalt widersprechenden Namen führt.«
(Hyrtl, 1880: 586-7)

Die Etymologie des Terminus Uterus geht demnach auf die Beobachtung der Gebärmutter von Tieren zurück, dessen Form begrifflich auf das weibliche Organ übertragen wird. Und entsprechend ist auch die antike Auffassung des menschlichen Uterus mit der Vorstellung eines animalischen Gebildes verbunden, das als mit Hörnern versehen, beschrieben wird und sich im Körper verlagern kann. Dies soll angeblich dann geschehen, wenn der Gebärmutter Samen fehlen. In diesem Zustand beginne sie im Körper der Frau zu wandern. Der Uterus könne bis zum Hals und Kopf gelangen und hysterische Erstickungsanfälle auslösen (gr. *pnix*, lat. *Suffocatio hysterica* = uterine Erstickung). Wenn aber die Gebärmutter als Ort der Empfängnis den männlichen Samen in sich festhielte, dann sei ihre Funktion erfüllt und sie bleibe ruhig und passiv in ihrer natürlichen Lage. In einer der ältesten Quellen zu diesem Thema heißt es, dass der Uterus »die Ursache von Tausend Übeln« sei (CH, *Brief des Demokrit an Hippokrates über die Natur des Menschen*, L 9, 23, 396). Zwar kommt der Terminus Hysterie bereits in einem hippokratischen Aphorismus in unsicherer Bedeutung vor, doch es ist Platon, der im 4. vorchristlichen Jahrhundert die Grundlage für eine Hysterietheorie legt. Platons Definition der Gebärmutter entspricht der Vorstellung eines gefährlichen, bedrohenden und selbständigen Wesens, eines »nach Kinderzeugung begierige[n] Tier[es]« (*Timaios*, 91c). In hellenistischer Zeit wenden sich Soran von Ephesos (um 200) und Galen gegen diese Theorie eines sich bewegenden Uterus als Ursache hysterischer Erkrankungen (gr. Adjektivform *hysterikos*). Soran sieht in der Morphologie der Gebärmutter eine Erkrankungsursache, und zwar im Falle einer Verengung. Galen hingegen ist überzeugt, dass der Ursprung von sogenannten hysterischen Störungen im mangelnden Geschlechtsverkehr und der dadurch bedingten Einbehaltung der weiblichen und männlichen Samen liege. Nach galenischer Auffassung könnten daher auch bei Männern hysterische Anfälle auftreten, wenn diese in sexueller Enthaltsamkeit leben und ihre Samen im Übermaß zurückhalten. Diese Ausdehnung des Hysterie-Begriffs führt seine terminologische Anwendung allerdings ad absurdum, denn die ursprüngliche Verbindung mit dem betroffenen Organ und der entsprechenden Bezeichnung ist gar nicht mehr vorhanden. Für das Mittelalter und die Jahrhunderte

Abb. 18 *Die Darstellung des Uterus als nach innen gewendeter Penis, aus Vesal* De fabrica *(1543).*

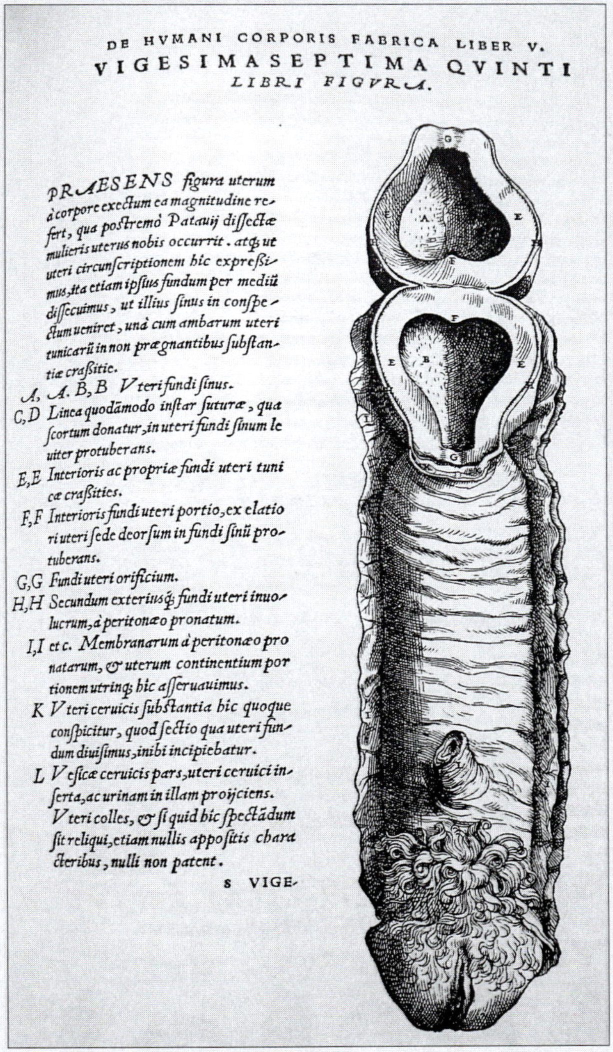

danach bleibt die Hysterie eine Frauenkrankheit und ein hinlänglicher Hinweis auf deren vermeintlich angeborene psycho-physische Schwäche. Auch der berühmte Reformator der Nosologie, Sauvages, der topographische Krankheitsbezeichnungen generell verworfen hatte, scheint gegen den feststehenden Begriff nichts einwenden zu wollen. Die Hysterie ordnet er als Syndrom konvulsionsartiger Symptome »ohne offensichtliche Ursache« der Klasse der *spasmi* zu (Sauvages 1, 1768: 585-590: 586). Instabilität, höchste Reizbarkeit, Weichheit des Nervensystems kennzeichnen diejenigen – für Sauvages sind es ausschließlich Frauen –, die an dieser »geheimnisvollen Krankheit« (*Morbus obscurus*) leiden (587). Für eine Erweiterung und Schwächung des Hysteriebegriffs sorgt Thomas Sydenham, der die Hysterie der *Hypochondrie* (gr. *hypochondrion* = unter dem Knorpel gelegen, in der Region unter dem knorpeligen Fortsatz des Brustbeins) gleich stellt und als eine Frauen und Männer betreffende Störung definiert, wobei als Hypochonder hochsensible, übermäßig auf ihre Krankheiten bedachte melancholische Menschen gelten (Fischer-Homberger 1979: 111 – 129).

Eine Renaissance erlebt die ärztliche Beschäftigung mit der Hysterie in der zweiten Hälfte des 19. Jahrhunderts, als Gynäkologie und Psychiatrie als medizinische Fächer institutionalisiert werden. Der Begriff Hysterie bezeichnet in seiner modernen Auffassung nun Krankheitsbilder unterschiedlichen Ursprungs mit vielfältiger Symptomatik psycho-physischer Natur, die von Erstickungsanfällen, Spasmen, Aphonie, Depression bis zur Unempfindlichkeit und Lähmungszuständen reichen. Zwei verschiedene Theorien zur Ätiologie der Hysterie treffen aufeinander. Eine organische Auffassung, die den Ursprung hysterischer Phänomene im Uterus und in den Ovarien lokalisiert, und eine psychiatrische, die die Hysterie auch als eine Zivilisationskrankheit betrachtet (H. Oppenheim, *Die traumatischen Neurosen*, Berlin 1889). Die Studien von Jean Martin Charcot (1825 – 1893) erleben in Deutschland einen bemerkenswerten Erfolg (*Neue Vorlesungen über die Krankheiten des Nervensystems*, 1886). Sie betonen die psychische Natur der Hysterie und fordern eine entsprechende psychotherapeutische Behandlung, die Sigmund Freud (1856 – 1939) und Joseph Breuer (1842 – 1925) schließlich einführen (S. Freud, *Studien über Hysterie*, 1895). Manche Vertreter dieser Erklärungsmodelle sehen in der modernen, industrialisierten, naturverfremdeten Gesellschaft die Wurzeln der unter Männern wie Frauen verbreiteten pathologischen Nervenschwäche, die als Zeichen einer drohenden generellen Verweichlichung betrachtet wird. Die aufkommende Idee einer angeborenen Prädisposition zu diesen psychosomatischen Pathologien, wird dann nach und nach erbliche Faktoren in die medizinische Debatte hineintragen und die bereits komplexe und teilweise widersprüchliche Ätiologie der Hysterie zusätzlich verkomplizieren.

Die männlichen Varianten der Hysterie umfassen eine breite Palette von Pathologien, von der traumatischen Hysterie (beispielsweise durch Kriege oder durch Eisenbahnunfälle hervorgerufen) bis zur Neurasthenie. Psychiater, Versicherungsärzte und Kriegsärzte beschäftigen sich mit diesen Pathologien und bemühen sich einerseits um die Unterscheidung zwischen Erkrankten und Simulanten sowie andererseits um die Entwicklung erfolgreicher Therapien. Die erbliche Belastung und die Veranlagung zu nervösen Erkrankungen werden zu den Ursachen der männlichen Hysterie gezählt, die als psychische Affektion betrachtet und dementsprechend auch durch Hypnose, Duschen, Schwefelbäder, Elektrizität, Magneto- und Metallotherapie behandelt wird. Der hysterische Mann wird grundsätzlich als ein verweichlichter und gefährdeter Mensch betrachtet, der mit strengen Methoden therapiert werden sollte. Die weitaus schwerwiegendere und folgenreiche chirurgische Behandlung wird indes nur bei hysterischen Frauen angewendet. Hysterektomie bzw. Ovariotomie oder Kastration gehören zu den extremsten therapeutischen Eingriffen, die die deterministische, lokalisierende und aggressive Medizin des 19. Jahrhunderts für »hysterische« Frauen bereithält. Der Gynäkologe Alfred Hegar (1830–1914) ist Vorreiter einer Gruppe von Chirurgen, die glaubt, Hysterie durch die Entfernung der vermeintlich organischen Ursache (Ovarien bzw. Uterus) heilen zu können. Als Erster in Deutschland führt Hegar 1872 die Kastration einer hysterischen Frau durch (*Die Kastration der Frauen*, 1877). Kritik an der chirurgischen Therapiemethode üben vor allem Psychiater wie Carl Friedrich Otto Westphal (1833–1890) und James Israel (1848–1926), die auf den psychisch-nervösen Charakter der hysterischen Pathologien hinweisen und entsprechende Therapieformen anwenden und fordern. Der *Berliner Medizinischen Gesellschaft* präsentiert Israel 1880 den Fall einer hysterischen Patientin, bei der er eine Scheinkastration inszeniert hatte, um dadurch die Sinnlosigkeit der Operation zu beweisen. Hegars Reaktion lässt nicht auf sich warten und in der *Berliner Medizinischen Wochenschrift* folgen Kritik und Gegenkritik einander. Ende der 80er Jahre intensivieren sich die Diskussionen über die Frage, ob die Hysterie eine psychische Krankheit und als solche zu therapieren sei (Elias Fischkin, *Über die Beziehung der Hysterie zu den gynäkologischen Operationen*, Diss. Berlin, 1894). Zu den von den Kastrationsgegnern in die Diskussion eingebrachten Einwänden, gehört die Argumentation, dass »gynäkologische Eingriffe als Agents provocateurs der Hysterie« bei psychisch Gesunden gelten würden (Fischkin, 1894:19).

» Es ist eine den Chirurgen bekannte Tatsache, dass Operationen an den männlichen Genitalien, hauptsächlich solche, die eine Vernichtung der Funktion bedingen, oft schwere nervöse und psychische Störungen nach sich führen.« (Fischkin, 1894:11).

Noch nie war der Hysteriebegriff so widersprüchlich verwendet worden wie zu diesem Zeitpunkt. Er war ein Sammelbegriff für sich z.T. diametral entgegenstehende Auffassungen einer unübersichtlichen Gruppe von Störungen und für teilweise haarsträubende und ätiologisch zweifelhaft begründete Therapievorstellungen. Seit 1991 ist der inhaltlich überfrachtete Hysteriebegriff im psychiatrischen Klassifikationssystem (DSM-III, IV und ICD 10) offiziell durch »dissoziative Störungen« und »histrionische Persönlichkeitsstörung« ersetzt worden. Doch damit ist er aus dem wissenschaftlichen und alltäglichen Sprachgebrauch noch keineswegs verschwunden (Seidler 2001).

QUELLEN

Blankaart, Steven (1690) *Lexikon novum Medicum Graeco-Latinum* [...], Leyden.
Castelli, Bartolomeo (1628) *Lexikon medicum Graeco Latinum compendiosissimum* [...]; *nunc vero opera et studio Emmanuelis Stupani*, Basel (1. Ausg. 1598), Basel.
Celsus, Aulus Cornelius (1967) *Über die Arzneiwissenschaft in acht Büchern* (*De medicina*), dt. Übers. Scheller. E. /Frieboes, W., Hildesheim.
Cicero (1990) *De Natura deorum/Vom Wesen der Götter*, lateinisch-deutsch, hg., übers. und erläutert von W. Gerlach und K. Bayer, Darmstadt.
Demokrit (1861) *Démocrite à Hippocrate, sur la nature de l'homme* (*Über die Natur des Menschen*), in: L, 9, 1861: 392-399.
Estienne, Henri (1598) *Lexicon graeco-latinum*, Frankfurt.
Fischkin, Elias (1894) *Über die Beziehung der Hysterie zu den gynäkologischen Operationen*, Diss. med. Berlin.
Galen (1825) *Methodi medendi*, in: K, X, 1 – 1021.
Galen (1821 – 1833) *Opera omnia*, ed. und ins Lateinische übers. von C. G. Kühn, Leipzig, XX Bde.
Galen (1977) *On Language and Ambiguity, An English Translation of ›De Captionibus‹ (On Fallacies)* with Introduction, Text, and Commentary by R. Blair Edlow, Leyden.
Galen (1931) *Über die medizinischen Namen. Arabisch und Deutsch*, hg. von M. Meyerhof und J. Schacht (Abhandlungen der Preußischen Akademie der Wissenschaften, Philosophisch-historische Klasse, 3), Berlin.
Gesner, Conrad (1545) *Lexicon graeco-latinum*, Basel.
Gorraeus, Ioannes (Jean de Gorris) (1578) *Definitionum medicarum libri XXXIIII*, Frankfurt am Main.
Grimm, Jacob (1822 – 1837) *Deutsche Grammatik*, 4 Teile, Göttingen.
Hippokrates (1994) *Ausgewählte Schriften*, aus dem Griechischen hg. und übers. von H. Diller, mit einem bibliographischen Anhang von K.-H. Leven, Stuttgart.
Hippokrates (1839 – 1861) *Oeuvres complètes*. Übers. und mit dem griech. Text hg. von E. Littré, 10 Bde., Paris.
Kopsch, Friedrich (1941) *Die Nomina anatomica des Jahres 1895 (B.N.A.) nach der Buchstabenreihe geordnet und gegenübergestellt den Nomina anatomica des Jahres 1935 (J.N.A.)*, Leipzig (3. Aufl.).
Isidor von Sevilla (Isidori Hispaliensis Episcopi) (1962) *Etymologiarum sive originum libri XX*, ed. W.M. Linsday, 2 Bde., (Oxford 1957) London.
Lukrez (1993) *De rerum natura (Von der Natur)*, Lateinisch-Deutsch, hg. und üb. von H. Diels, Darmstadt.
Onomatologia medica completa (1755 – 1756), hg. von Gesellschaft Gelehrter Ärzte, Frankfurt/Main u. Leipzig.
Paracelsus (2003) *Septem Defensiones. Die Selbstverteidigung eines Außenseiters,* Übertragung und Einführung von G. Pörksen mit Reprint Ausgabe Basel 1589, Basel.
Petrarca, Francesco (2003) Invectiva contra medicum quendam, in: Pétrarque, *Invectives*, Texte traduit, présenté et annoté par R. Lenoir, Grenoble, 43-249.
Petrarca, Francesco (2005) *Familiaria, Bücher der Vertraulichkeit*, Bd. 1 hg. von B. Wittmer, Berlin, New York.
Plinius der Ältere (1967 – 1986) *Naturalis historiae libri XXXVII*, ed. K. Mayhoff, Stuttgart, 6 Bde (1. Aufl. 1897, Reprint Ausgabe).
Pollux, Julius (1541) *Onomastikon. Hoc est, instructissimum rerum et synonymorum dictionarium, nunc primum Latinitate donatum, Rodolpho Gualthero Tigurino interptete* [...], *una cum indice*, Basel.
Pschyrembel Klinisches Wörterbuch (1994) bearb. von der Wörterbuch-Redaktion des Verlages unter Leitung von H. Hildebrandt, Berlin und New York (257. Aufl.).
Rufus von Ephesos (1554) *De corporis humani partium appellationibus libri tres* [Iunio Paulo Crasso Patavino interprete], Paris.
Sauvages, Franciscus Boissier de (1768) *Nosologia methodica sistens morborum classes Juxta Sydenhami mentem et Botanicorum ordinem*, Amsterdam.
Stieve, Hermann (1936) *Nomina anatomica*, Jena (2. verb. Aufl. 1939, 3. verb. Aufl. 1947).
Uguccione da Pisa (2004) *Derivationes, Edizione critica princeps*, hg. von E. Cecchini, Firenze.
Vesal, Andreas (1543) *De humani corporis fabrica* [...], Basel.
Woerdeman, Martins W. (1957) *Nomina anatomica parisiensia (1955) et B.N.A.* (1895), Utrecht.
Woyts, Jacob (1767) *Gazophylacium* [...], Leipzig.

LITERATUR

Baader, Gerhard (1967) Zur Terminologie des Constantinus Africanus, *Medizinhistorisches Journal* 2/1, 36-53.

Baader, Gerhard (1974) Die Entwicklung der medizinischen Fachsprache im hohen und späten Mittelalter, in: *Fachprosaforschung. Acht Vorträge zur mittelalterlichen Artesliteratur,* hg. von G. Keil und P. Assion, Berlin, 88–123.

Baader Gerhard (1982) Die Entwicklung der medizinischen Fachsprache in der Antike und im frühen Mittelalter, in: *Medizin im Mittelalterlichen Abendland*, hg. von G. Baader und G. Keil, Darmstadt, 417-442.

Bergdolt, Klaus (1992) *Arzt, Krankheit und Therapie bei Petrarca – Die Kritik an Medizin und Naturwissenschaft im italienischen Frühhumanismus*, (Acta humaniora), Weinheim.

Bussmann, Hadumod (1995) Das Genus, die Grammatik und – der Mensch: Geschlechterdifferenz in der Sprachwissenschaft, in: *Genus – zur Geschlechterdifferenz in den Kulturwissenschaften*, hg. von H. Bussmann und R. Hof, Stuttgart, 115–160.

Cassin, Barbara (2004) Hg., *Vocabulaire européen des philosophies. Dictionnaire des intraduisibles*, Seuil (Dictionnaires Le Robert), Paris.

David-Ménard, Monique/Deutscher, Penelope (2004), Gender, in: *Vocabulaire européen des philosophies. Dictionnaire des intraduisibles* hg. von B. Cassin (Seuil), Paris, 495-497.

Fischer-Homberger, Esther (1979) *Krankheit Frau und anderen Arbeiten zur Medizingeschichte der Frau*, Bern, Stuttgart, Wien.

Hoffmann-Axthelm, Walter (1995) *Lexikon der Zahnmedizin*, Berlin.

Hyrtl, Joseph (1879) *Das Arabische und Hebräische in der Anatomie*, Wien.

Hyrtl, Joseph (1880) *Onomatologia Anatomica. Geschichte und Kritik der anatomischen Sprache der Gegenwart, mit besonderer Berücksichtigung ihrer Barbarismen, Widersinnigkeiten, Tropen, und grammatikalischen Fehler*, Wien.

Karenberg, Axel (2005) *Amor, Äskulap & Co. – Klassische Mythologie in der Sprache der modernen Medizin*, Stuttgart.

Kristeller, Paul Oskar (1945) The School of Salerno. Its Development and its Contribution to the History of Learning, *Bulletin of the History of Medicine* 17, 138–194.

Leven, Karl-Heinz (2005) Hg., *Antike Medizin. Ein Lexikon*, München.

Marcovecchio, Enrico (1993) *Dizionario etimologico storico dei termini medici*, Firenze.

Michler, Markwart und Benedum, Jost (1981) *Einführung in die medizinische Fachsprache*, unter Mitarbeit von I. Michler und M. Michler, Berlin, Heidelberg, New York (2. Aufl.).

Pesenti, Tiziana (1999) Studio dei farmaci e produzione di commenti nell'Università di arti e medicina di Padova nel primo ventennio del Trecento, *Annali di Storia delle Università italiane* 3, 61-78.

Puhlmann, Walter (1930) Die lateinische medizinische Literatur des frühen Mittelalters. Ein Bibliographischer Versuch, *Kyklos* 3, 345-416.

Schagen, Udo (2005) Die Forschung an menschlichen Organen nach »plötzlichem Tod« und der Anatom Hermann Stieve (1886–1952), in: *Die Berliner Universität in der NS-Zeit.* hg. von R. vom Bruch unter Mitarbeit von R. Schaarschmidt, Bd. II: *Fachbereiche und Fakultäten*, Wiesbaden, Stuttgart.

Seidler, Günter H. (2001) Hg., *Hysterie heute. Metamorphosen eines Paradiesvogels*, Gießen.

Steudel, Johannes (1943) Der vorvesalische Beitrag zur anatomischen Nomenklatur, *Sudhoffs Archiv* 36, 1-42.

Steudel, Johannes (1964) Vesal als Reformator der anatomischen Nomenklatur, *Commémoration solennelle du quatrième Centenaire de la mort d'Andre Vesale 19.-24. 10. 1964*, Extrait, Bruxelles, 131–142.

Voswinkel, Peter (1997) Um das Lebenswerk betrogen. Walter Guttmann (1873–1941) und seine Medizinische Terminologie, *Medizinhistorisches Journal* 32, 321-354.

Weimann, Karl-Heinz (1963) Paracelsus und der deutsche Wortschatz, in: *Deutsche Wortforschung in europäischen Bezügen*, hg. von L. E. Schmitt, Bd. 2, Gießen, 360-408.

Weimann, Karl-Heinz (1968) Probleme der medizinischen Fachsprache zur Zeit Vesal, in: *Fachliteratur des Mittelalters. Festschrift für Gerhard Eis*, hg. von G. Keil, R. Rudolf, W. Schmitt und H. J. Vermeer, Stuttgart, 373-379.

Winau, Rolf (1980) Bemerkungen zur »Sprache« der Medizin, *Berichte zur Wissenschaftsgeschichte* 3, 95 – 102.
Wyss, Ulrich (1979) *Die wilde Philologie. Jacob Grimm und der Historismus*, München.

ABKÜRZUNGEN

CG = *Corpus Galenicum**
K = Kühn
Galen, *Opera Omnia*, ed. und übers. von Carolus Gottlob Kühn, Leipzig 1821 – 1833, 20 Bde.

CH = *Corpus Hippocraticum**
L = Littré
Oevres complètes d'Hippocrate, ed. und übers. Von Émile Littré, Paris Baillière, 1840 – 1861, 10 Bde.

DSM = Diagnostic and Statistical Manual of Mental Disorders
ICD = International Classification of Diseases

f. = femininum
m. = masculinum
n. = neutrum

gr. = griechisch
lat. = lateinisch
dt. = deutsch

pl. = plural

adj. = Adjektiv

Komp. = Komparativ
Superl. = Superlativ

* Werke aus dem CH und aus dem CG werden jeweils mit ganzem Titel angegeben und entweder mit Erscheinungsjahr der neuen Edition versehen, oder, wenn die mehrbändigen Editionen von L(ittré) oder K(ühn) verwendet wurden mit Angabe des jeweiligen Bandes.

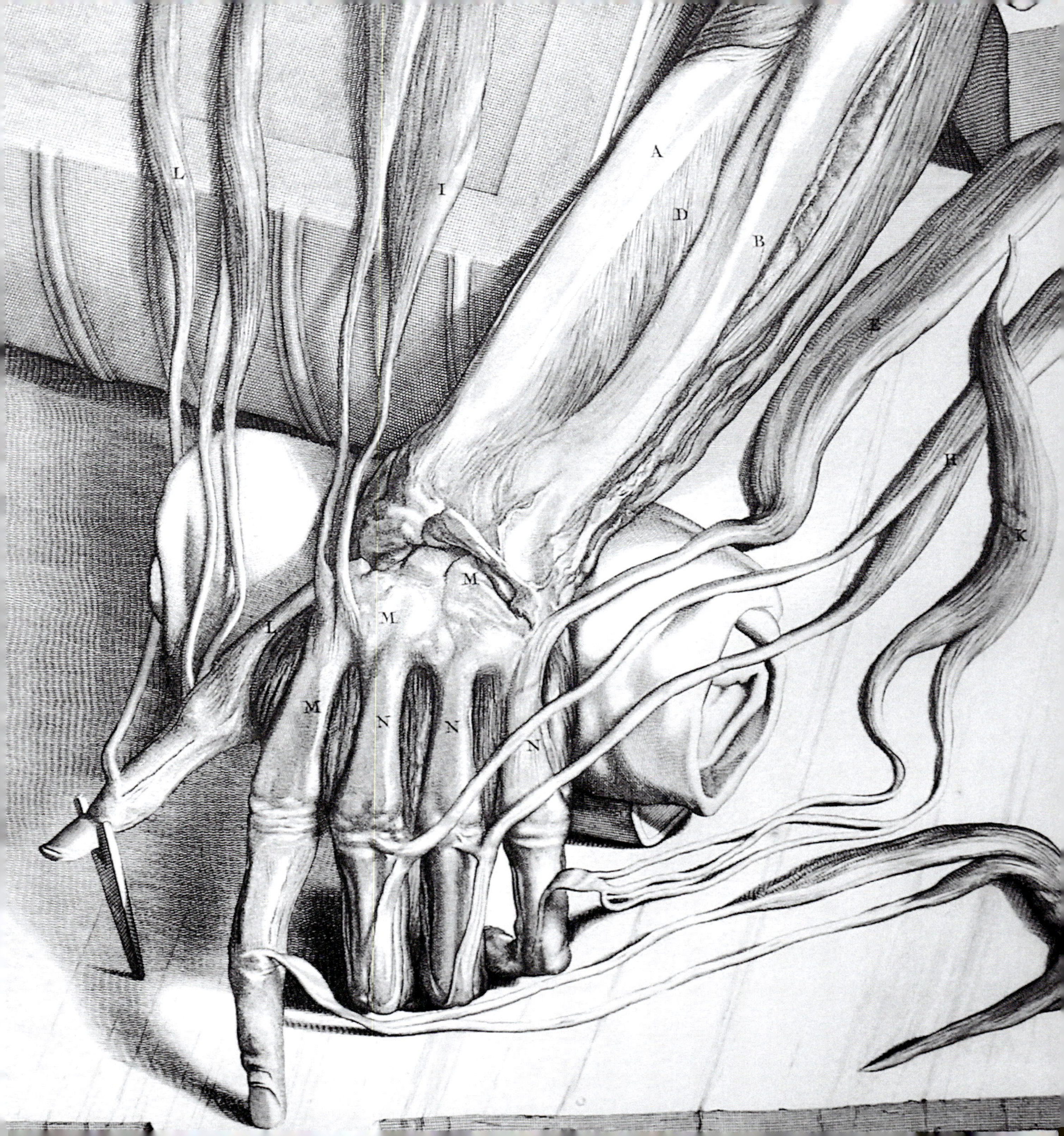

L
I
A
D
B
E
H
K
M
M
L
M
N
N
N

KAPITEL II

SCHRIFTWEISE, AUSSPRACHE, BETONUNG UND BEGRIFFSBILDUNG

Die »Musculi desnudati« des Unterarmes und der Hand aus dem Werk Anatomia, *1685, von Gottfried Bidloo (1649-1713).*

II.1 SCHREIBUNG

Lateinisches Alphabet
Vokale (lat. vox = Laut, Ton, Stimme):
a, e, i, o, u, y

Konsonanten
(lat. consonare = mit etwas anderem zugleich ertönend):
b, c, d, f, g, h, k, l, m, n, p, q, r, s, t, v, x, y, z

Bei den Nomina anatomica wird das erste Wort eines längeren Ausdrucks groß und die folgende Wörter werden klein geschrieben.

For**a**men **a**picis d**e**ntis	das Loch der Zahnspitze

Im Folgenden werden einzelne Begriffe wie *nervus, dens,* etc. klein geschrieben. Deutsche Ausdrücke aus dem klinischen Bereich werden groß geschrieben.

P**a**nkreat**i**tis	die Bauchspeicheldrüsenentzündung
Mitr**a**lstenose	die Verengung der Mitralklappe

Eine gewisse Uneinheitlichkeit in der Schreibweise lässt sich bei Diphthongen (Doppelvokalen) und bei i / j feststellen.

Zwar schrieb die PNA vor, die Diphthonge durch einfache Vokale zu ersetzen, doch ist in den meisten Fällen weiterhin die traditionelle Schreibweise gebräuchlich.

c**ae**cum, -i n.	der Blinddarm
oes**o**phagus, -i m.	die Speiseröhre
aber: perin**eu**m -i n.	(statt *perinaeum*) der Damm
peron**eu**s, -a, -um	(statt *peronaeus*) zum Wadenbein gehörig

Abkürzungen
In der medizinischen Fachsprache sind Abkürzungen gebräuchlich. Hier einige Beispiele:

A., Aa.	Arteria, Arteriae
AAR	Antigen-Antikörper-Reaktion
BDR	Bauchdeckenreflex
BWS	Brustwirbelsäule
EEG	Elektroenzephalogramm
EKG	Elektrokardiogramm
Gl., Gll.	Glandula, Glandulae
HWS	Halswirbelsäule
i.a.	intraarteriell *(intra arteriam)*
i.c.	intrakutan *(intra cutem)*
i.m.	intramuskulär *(intra musculum)*
i.v.	intravenös *(intra venam)*
Lig., Ligg.	Ligamentum, Ligamenta
M., Mm.	Musculus, Musculi
PNA	Pariser Nomina Anatomica
ZNS	Zentralnervensystem

II.1.1 GRIECHISCHES ALPHABET

Α	α	alpha	a
Β	β	beta	b
Γ	γ	gamma	g
Δ	δ	delta	d
Ε	ε	epsilon	e (kurz)
Ζ	ζ	zeta	z
Η	η	eta	e (ä, lang)
Θ	θ	theta	th
Ι	ι	iota	i
Κ	κ	kappa	k
Λ	λ	lambda	l
Μ	μ	my	m
Ν	ν	ny	n
Ξ	ξ	xi	x
Ο	ο	omikron	o (kurz)
Π	π	pi	p
Ρ	ρ	rho	r
Σ	σ	sigma	s
Σ	ς	sigma am Wortende	s
Τ	τ	tau	t
Υ	υ	ypsilon	ü
Φ	φ	phi	ph (f)
Χ	χ	chi	ch
Ψ	ψ	psi	ps
Ω	ω	omega	o

II.2 AUSSPRACHE

Trotz aller Abweichungen in der Aussprache, sind einige Grundregeln für den Gebrauch hilfreich.

Im Lateinischen wird **h** nicht ausgesprochen.
Die Vokale **a, e, i, o, u** können lang oder kurz sein.
Die Diphthonge, wie **eu** [eu / Dt. oi], **ae** [e], **oe** [e] sind immer lang.

pr**ae**putium, -i n.	die Vorhaut
oes**o**phagus, -i m.	die Speiseröhre
pn**eu**ma, -matis n.	die Luft

Der Buchstabe **c**, ursprünglich wie [**k**] ausgesprochen, wird vor hellen Vokalen (**e, i, y**) und vor den Umlauten (**ae, oe**) wie [**tz** / **z**], vor dunklen Vokalen (**a, o, u**), vor **au** und vor Konsonanten aber wie [**k**] gesprochen.

[tz]	c**e**lla, ae f.	die Zelle
	c**i**lium, i n.	die Wimper
[k]	can**a**lis, -is m.	der Kanal
	tr**u**ncus, -i m.	der Ast
	c**o**lon, -i n.	der Dickdarm

Bei der Verbindung des Buchstabens **s** mit den Konsonanten **p** und **t** wird das **s** nicht wie [**sch**] ausgesprochen, sondern [**sp**], [**st**], wie bei Inspiration und stilvoll, **sc** wird [**s-z**], wie bei Szene, ausgesprochen.

[sp]	sp**o**ngia, -ae f.	der Schwamm
[st]	st**e**rilis, -e	unfruchtbar
[s-z]	asc**e**ndens, -tis	aufsteigend

Die Verbindung **ti** wird in der Regel wie [**tzi** / **zi**] ausgesprochen, wenn dem **ti** ein Vokal folgt.

[**tz**]	s**e**ctio, -onis f.	der Schnitt
	promin**e**ntia, -ae f.	der Vorsprung
	sp**a**tium, -ii n.	der (Zwischen-)Raum

Das **t** wird wie [**t**] ausgesprochen, wenn es einem **t**, **s** oder **x** folgt.

[**t**]	sag**i**tta, -ae f.	der Pfeil
	m**i**xtio, -onis f.	die Mischung
	constit**u**tio, -onis f.	die Verfassung

Wie im Deutschen werden die Verbindungen **qu** und **gu** wie [**qw**] und [**gw**] ausgesprochen.

[**qw**]	**a**qua, -ae f.	das Wasser
[**qw**]	l**i**quor, -oris m.	die Flüssigkeit
[**gw**]	l**i**ngua, -ae f.	die Zunge

II.2.1 BETONUNG

Wörter bestehen aus Silben.
Die Anzahl der Silben in einem lateinischen Wort ist durch die Anzahl der Vokale oder der Diphthonge bestimmt:

au|rum lin|gu|a ar|ti|cu|la|ti|o

Mehrsilbige Wörter werden im Lateinischen, auch wenn es sich um griechische latinisierte Wörter handelt, nie auf der letzten Silbe betont!

Die Betonung geht nie über die drittletzte Silbe zurück und liegt daher immer auf der vorletzten oder auf der drittletzten Silbe.

man|d**i**|bu|la	der Unterkiefer
m**u**s|cu|lus	der Muskel

Die Betonung hängt von der Länge oder Kürze der vorletzten Silbe ab. Wenn die vorletzte Silbe lang ist, wird diese betont. Ist die vorletzte Silbe kurz, wird die drittletzte Silbe betont.
Länge und Kürze der Silben hängen einerseits von den in den Silben beinhalteten Vokalen oder Diphthongen ab, andererseits spielen auch die auf die Vokale folgenden Konsonanten bei der Bestimmung der jeweiligen Länge oder Kürze eine Rolle.
Die Betonung der ursprünglich latinisierten griechischen Begriffe folgt den oben angeführten Regeln.
Bei nicht latinisierten griechischen Grundwörtern wird die Betonung angegeben.

Im Folgenden werden bei den nicht eingedeutschten Termini die zu betonenden Vokale fett gekennzeichnet.

II.3 BEGRIFFSBILDUNG

In der medizinischen Terminologie sind zwei grundlegende Prinzipien zur Bildung komplexer Begriffe zu unterscheiden. Zum einen ist die Begriffsbildung durch die Hinzufügung von Attributen (näher bezeichnende Substantive bzw. Adjektive) sowie Appositionen (beigefügte Zusatzbegriffe) möglich und zum anderen durch Komposita.

ATTRIBUTE

Bei der Terminusbildung durch Attribute (attribuere = zuteilen, beigeben) sind das Substantivattribut und das Adjektivattribut zu unterscheiden.

● Substantiv (Nominativ) + Substantiv (Genitiv)

Fract**u**ra **fi**bulae	= der Wadenbeinbruch
fractur-**a** *der Bruch*	fibul-**ae** *des Wadenbeins*

● Substantiv + Adjektiv

Bei der Verknüpfung von Substantiv und Adjektiv ist zu beachten, dass sich das Adjektiv in genus, casus und numerus dem zugehörigen Substantiv anpasst (Konkordanz).

Art**e**ria prof**u**nda	= die tiefliegende Schlagader
arteri-**a** *die Schlagader*	profund-**a** *tiefliegende*

● Substantiv + Apposition

Apposition bedeutet Anlagerung (adponere = beifügen) und wird oft aus Verben gebildet (rotator/rotare, flexor/flectere). Wenn ein Substantiv mit einer Apposition verbunden wird, steht diese im gleichen genus, casus und numerus wie das Substantiv auf das sich die Apposition bezieht. Wenn sich die Apposition auf musculus bezieht und der Bezug unmissverständlich ist, wird diese auch einzeln verwendet (rotator = der Dreher).

M**u**sculus abd**u**ctor	= der Spreizmuskel, Abzieher
muscul-**us** *der Muskel*	abduct-**or** *der Sprezier*

MERKE!

Attribute werden im Lateinischen nachgestellt. In komplexen anatomischen Ausdrücken können mehrere Substantive und Adjektive miteinander verknüpft werden. Das Adjektivattribut muss hierbei nicht unbedingt hinter dem Substantiv stehen, auf das es sich bezieht. Gelegentlich rückt es auch ans Ende des Ausdrucks.

Ostium ur**e**thrae int**e**rnum =
die innere Harnröhrenmündung
(der Harnblasenfundus)
L**i**nea n**u**chae inf**e**rior =
die untere Linie des Nackens

Beziehungswort Nom. Sing.	Genitivattribut Gen. Sing.	Adjektivattribut Nom. Sing.
Osti-**um** *(der) Eingang*	urethr-**ae** *der Harnröhre*	intern-**um** *innerer*
Line-**a** *(die) Linie*	nuch-**ae** *des Nackens*	infer-**ior** *untere*

KOMPOSITA

Komposita (componere = zusammensetzen) setzen sich aus mehreren Wortbestandteilen zusammen.

Präfixe (Vorsilben)
Wortstämme (Substantive und Adjektive)
Suffixe (Nachsilben)

Ein Kompositum kann aus mehreren Präfixen, Wortstämmen und Suffixen bestehen, wobei zu beachten ist, dass Präfixe nicht immer am Anfang stehen müssen. Auch müssen nicht alle drei Wortbestandteile vorhanden sein.

Peripankreatitis
= Entzündung in der Umgebung des Pankreas
Hypoparathyreoidismus
= Unterfunktion der Nebenschilddrüsen
(mit verminderter Sekretion von Parathormon)
Bronchiektasie
= (sackförmige oder zylindrische)
Ausweitung der Atemgangswege

»Anatomie« einiger Komposita

Terminus	Präfix(e)		Grundwortstamm		Suffix(e)	
Peripankreatitis	**peri-** **pan-**	um, herum ganz	**krea-** **(pan-kreas)**	Fleisch - (Bauchspeicheldrüse)	**-itis**	Entzündung
Hypoparathyreoidismus	**hypo-** **para-**	unter, zu wenig neben	**thyr-**	Schild	**-oid**(eus) **-ismus**	formähnlich Nomensuffix (hier: Krankheit)
Bronchiektasie	**ek-**	aus	**bronchi-** **tas(is)-**	Bronchien Dehnung	**-ie / -ia**	krankhafter Zustand
Cholezystolithiasis			**chole** **zyst-** **lith-**	Galle Blase Stein	**-iasis**	Leiden

Zu beachten sind bei der Begriffsbildung die Assimilationsregeln (siehe Kap. IV.2 Präfixe).

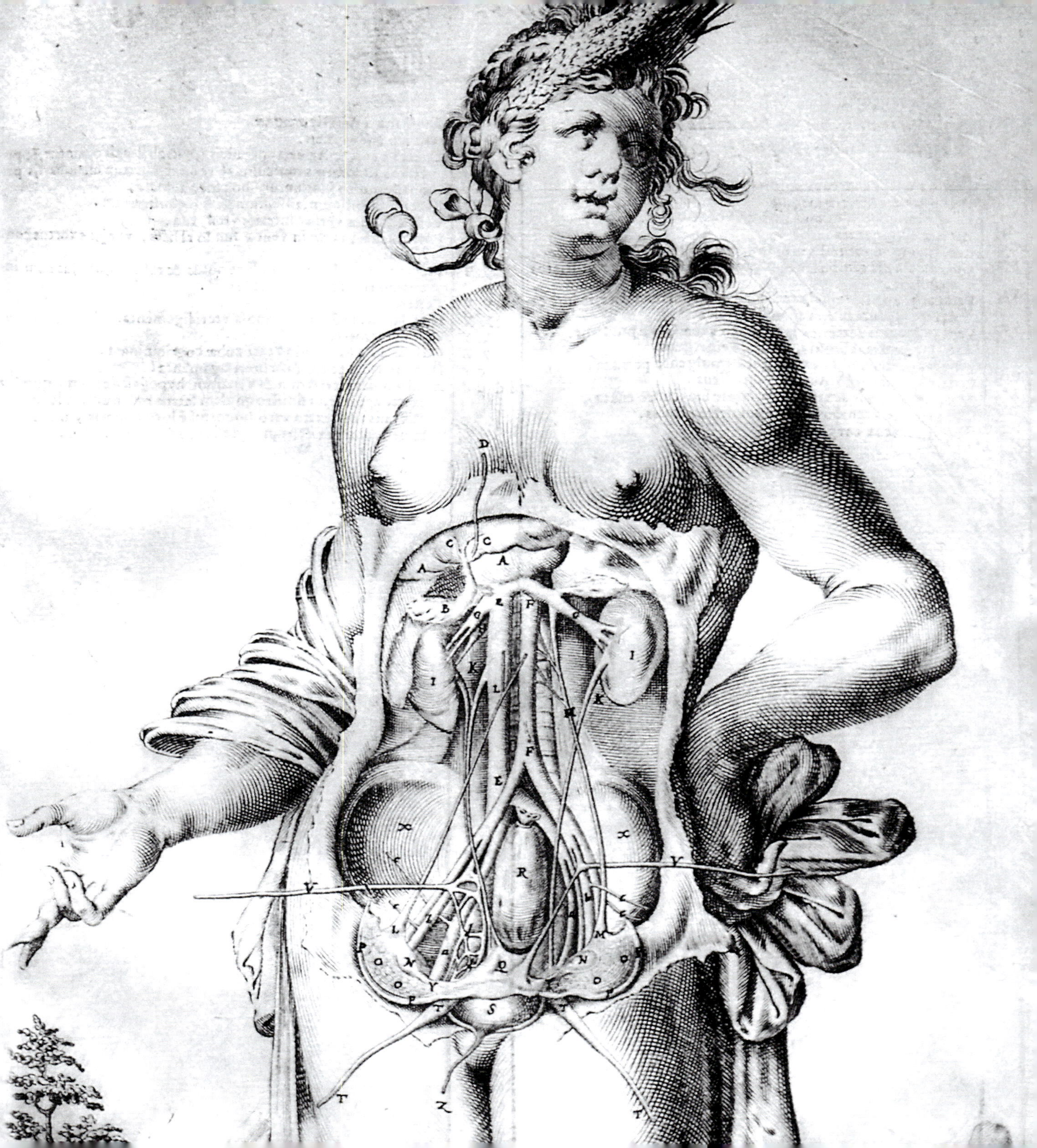
D
C
A
B
F
G
I
K
L
E
X
R
V
Y
M
N
O
P
Q
S
T
Z

KAPITEL III

GRAMMATIK

Darstellung der »Genitalia feminarum«
(Reproduktionsorgane der Frauen) aus De humani corporis fabrica
von Adriaan van den Spiegels (1578-1625).
Das Buch basiert auf die Tafel seines Vorgängers Iulius Casserius (1545-1616)
und wurde erst 1627, nach dem Tod beider Anatomen
von Daniel Bucretius († 1631), veröffentlicht.

III.1 VORBEMERKUNGEN

Bei der Deklination lateinischer Substantive (Hauptwörter) und Adjektive (Eigenschaftswörter) müssen drei Merkmale beachtet werden:

genus (Geschlecht)	= masculinum (männlich), femininum (weiblich), neutrum (sächlich)
casus (Fall)	= Nominativ, Genitiv etc.
numerus (Zahl)	= Singular und Plural

GENUS

Im Lateinischen unterscheidet man wie im Deutschen drei Geschlechter:
masculinum (m.), **femininum** (f.) und **neutrum** (n.).

Da im Lateinischen die Artikel (der, die, das) fehlen, werden die Geschlechter hier allein durch die Wortendungen ausgedrückt. Die dem lateinischen Begriff entsprechende deutsche Übersetzung ist im Genus von diesem völlig unabhängig, z.B. nasus, i m. = die Nase (f.).

Ein ins Deutsche übernommenes Fremdwort behält indes in der Regel sein ursprüngliches Geschlecht bei, z.B. uterus, i m. = der Uterus (m.). Dadurch ergibt sich oft eine Hilfestellung bei der Zuordnung eines Wortes zu einem Geschlecht oder einer Deklination.

CASUS

Im Lateinischen sind sechs Fälle zu unterscheiden:

Nominativ	**(Wer? Was?)**
Genitiv	**(Wessen?)**
Dativ	(Wem?)
Akkusativ	(Wen? Was?)
Ablativ	(Womit? Wodurch? Wo? Wann? Mit wem? Wie? etc.)
Vokativ	(Anruf-casus, fast immer mit dem Nominativ identisch!)

Für medizinische Zwecke genügen im Wesentlichen der **Nominativ** und der **Genitiv** (Singular und Plural). Andere Fälle, hauptsächlich Akkusativ und Ablativ, kommen in der medizinischen Sprache nur äußerst selten vor.

NUMERUS

Wie im Deutschen werden auch im Lateinischen **Singular** und **Plural** unterschieden. Einige Substantive kommen ihrer Bedeutung wegen nur im Plural *(Pluralia tantum)* vor. Dazu gehören Körperteile, die nur paarweise auftreten oder aus mehreren Teilen bestehend gedacht werden:

fauc-es, fauc-ium f.	= der Schlund
nat-es, nat-ium f.	= das Gesäß
nar-es, nar-ium f.	= die Nase (»Nüstern«)
viscer-a, viscer-um n.	= die (das) Eingeweide

III.2 DIE DEKLINATION DER SUBSTANTIVE

Fünf Deklinationen	Häufigste Endungen im Nominativ Singular
Erste oder **a**-Deklination	-**a** (f.) / -e (f.), -es (m.), -as (m.)
Zweite oder **o**-Deklination	-**us**/-os (m.), -er (m.) und -**um**/-on (n.)
Dritte oder **gemischte** (konsonantische und i-) Deklination	verschiedene (m., f., n.)
Vierte oder **u**-Deklination	-**us** (m.) und -**u** (n.)
Fünfte oder **e**-Deklination	-**es** (f.)

Die Deklinationen sind an ihrem Stammauslaut (Kennlaut) zu erkennen, der sich im Genitiv Plural offenbart. Hierbei ist die Disparität zwischen Wortstamm und Wortstock zu beachten.

Nominativ Singular		Genitiv Plural	Wortstock	Wortstamm	Stammauslaut	Deklination
raph-e, -es (ae) f.	die Naht	raph-a-rum	raph-	rapha-	a	a- (1. Dekl.)
ocul-us, -i m.	das Auge	ocul-o-rum	ocul-	oculo-	o	o- (2. Dekl.)
lien, -enis m.	die Milz	lien-um	lien-	lien-	n (Kons.)	konsonant. (3. Dekl.)
febr-is, -is f.	das Fieber	febr-i-um	febr-	febri-	i	i- (3 Dekl.)
plex-us, -us m.	das Geflecht	plex-u-um	plex-	plexu-	u	u- (4. Dekl.)
faci-es, -ei f.	das Gesicht	faci-e-rum	faci-	facie-	e	e- (5. Dekl.)

III.2.1 DIE ERSTE ODER a-DEKLINATION

Dem grammatischen Geschlecht nach sind die Substantive dieser Deklination fast alle feminina, die im Nominativ Singular überwiegend auf -**a** enden und nur bei einigen aus dem Griechischen stammenden feminina auf -**ia** und -**e**. Ausnahmen bilden zudem einige masculina griechischer Herkunft, die im Nominativ Singular auf -**as** und -**es** auslauten.

Substantive mit der Endung -**a** im Nominativ Singular

	ven-a, -ae f. = die Vene	
	Singular	Plural
Nominativ	ven-**a**	ven-**ae**
Genitiv	ven-**ae**	ven-**arum**

■ Griechische feminina
auf -**ia** im Nominativ Singular
werden nach obigem Schema dekliniert

therapi-a, therapi-ae, therapi-ae, therapi-arum f. = die Therapie

■ Griechische masculina
auf -**as** oder -**es** im Nominativ Singular
folgen ebenfalls diesem Deklinationsschema

pso-as, pso-ae, pso-ae, pso-arum m. = der Lendenmuskel

diabet-es, diabet-ae, diabet-ae, diabet-arum m. = die Harnruhr

▶ Griechische feminina
auf -**e** im Nominativ Singular weichen
in der Deklination indes im Genitiv Singular
von diesem Schema ab.

	raph-e, raph-es (ae) f. = die Naht	
	Singular	Plural
Nominativ	raph-**e**	raph-**ae**
Genitiv	raph-**es (ae)**	raph-**arum**

Beispiele von Substantiven der 1. Deklination, oder a- Deklination:

agon**i**-a, -ae	der Todeskrampf, die Agonie
al-a, -ae	der Flügel
amp**u**ll-a, -ae	die Ampulle, Ausbuchtung
ang**i**n-a, -ae	die Verengung, infektiöse Entzündung des lymphatischen Rachenringes
anim-a, -ae	die Seele
ans-a, -ae	die Schlinge, Öse
a**o**rt-a, -ae	die Hauptschlagader
apert**u**r-a, -ae	die Öffnung
are-a, -ae	die Fläche, der Bezirk
art**e**ri-a, -ae	die Pulsschlagader, Ader
aur**i**cul- a, -ae	die Ohrmuschel
br**a**nchi-a, -ae	die Fischkiemen
b**u**cc-a, -ae	die Wange
b**u**rs-a, -ae	der Beutel, der beutelförmige Hohlraum
c**a**mer-a, -ae	die Kammer
c**a**psul-a, -ae	die Kapsel
c**a**rdi-a, -ae	der obere Magenmund, das Herz
car**i**n-a, -ae	der Schiffskiel, der schiffskielartige Vorsprung eines Organs
c**au**d-a, -ae	der Schwanz, Endteil eines Organs
cav**e**rn-a, -ae	die Höhle
cho**a**n-a, -ae	die hintere Nasenöffnung
ch**o**rd-a, -ae	der Strang
cist**e**rn-a, -ae	die Zisterne, der Hohlraum
c**o**chle-a, -ae	die Schnecke (im Innenohr)
col**u**mn-a,-ae	die Säule, der säulenartige Organteil
c**o**nch-a, -ae	die Muschel
c**o**rne-a, -ae	die Hornhaut des Auges
cor**o**n-a, -ae	der Kranz
c**o**st-a, -ae	die Rippe
c**o**x-a, -ae	die Hüfte
cr**i**st-a, -ae	der Kamm, die Leiste, Kante
curvat**u**r-a, -ae	die Krümmung
emin**e**nti-a, -ae	der kleine Vorsprung bei Knochen
f**a**sci-a, -ae	die Bindegewebshülle des Muskels, Hülle, Binde
fen**e**str-a, -ae	das Fenster
f**i**br-a, -ae	die Faser
f**i**bul-a, -ae	das Wadenbein
f**i**mbri-a, -ae	die Franse
fiss**u**r-a, -ae	die Spalte, Fissur, der Riss
flex**u**r-a, -ae	die Biegung, Krümmung
f**o**ss-a, -ae	die Grube, Furche (länglich)
f**o**ve-a, -ae	die Grube (rundlich)
fov**e**ol-a, -ae	das Grübchen

ging**i**v-a, -ae	das Zahnfleisch
gl**i**-a, -ae	der Leim, die Glia, bindegewebsartige Stützsubstanz des ZNS
h**e**rni-a, -ae	der Bruch
incis**u**r-a, -ae	der Einschnitt, die Einkerbung
iunct**u**r-a, -ae	die Verbindung, Junktur
lac**u**n-a, -ae	die Lücke, Vertiefung
l**a**min-a, -ae	das Blättchen, die Platte, Gewebsschicht
l**i**ne-a, -ae	die Linie, Knochenleiste
l**i**ngu-a, -ae	die Zunge
m**a**cul-a, -ae	der Fleck
m**a**mm-a, -ae	die Brustdrüse, weibliche Brust
mand**i**bul- a, -ae	der Unterkiefer
m**a**ss-a, -ae	die Masse
max**i**ll-a, -ae	der Oberkiefer
med**u**ll-a, -ae	das Mark
membr**a**n-a, -ae	die Membran, dünne Haut
mem**o**ri-a, -ae	das Gedächtnis
m**i**tr-a, -ae	die zweizipflige Bischofsmütze
mixt**u**r-a, -ae	die Mischung, Mixtur
n**au**se-a, -ae	die Übelkeit
n**o**x-a, -ae	der Schaden, die Schädlichkeit, krankheitserregende Ursache
n**u**ch-a, -ae	der Nacken
ophtalm**i**-a, -ae	die Augenentzündung
or-a, -ae	der Saum, Rand, die Küste
orbit-a, -ae	die Augenhöhle
p**a**lm-a, -ae	die Handfläche
p**a**lpebr-a, -ae	das Augenlid
pap**i**ll-a, -ae	die Papille, Warze, warzenförmige Erhebung
pat**e**ll-a, -ae	die Kniescheibe
pharmac**i**-a, -ae	die Pharmazie
plac**e**nt-a, -ae	der Mutterkuchen
pl**a**nt-a, -ae	die Fußsohle
peth**o**r-a, -ae	die Blutfülle, Überfülle
pl**eu**r-a, ae	das Brustfell
pl**i**c-a, -ae	die Falte
p**o**rt-a, -ae	die Pforte
p**u**lp-a, -ae	das Mark, die weiche Gewebsschicht
p**u**stul-a, -ae	das Bläschen, die (Eiter)pustel
r**e**tin-a, -ae	die Netzhaut
r**i**m-a, -ae	die Spalte, Ritze
r**u**g-a, -ae	die Falte
sag**i**tt-a, -ae	der Pfeil
sal**i**v-a, -ae	der Speichel
sc**a**pul-a, -ae	das Schulterblatt, die Schulter
s**e**rr-a, -ae	die Säge
sp**i**n-a, -ae	der Dorn, Dornfortsatz
squ**a**m-a, -ae	die Schuppe
str**i**-a, -ae	der Streifen
str**u**m-a, -ae	der Kropf, jede Form der Schilddrüsenvergrößerung
subst**a**nti-a, -ae	die Substanz
s**u**r-a, -ae	die Wade
sut**u**r-a, -ae	die (Knochen-)Naht
t**ae**ni-a, -ae	der Strang, (Band-)Wurm
t**e**l-a, -ae	das Gewebe
therap**i**-a, -ae	die Therapie
t**i**bi-a, -ae	das Schienbein
toler**a**nti-a, -ae	die Duldsamkeit, Widerstandfähigkeit
tons**i**ll-a, -ae	die Mandel
trach**e**-a, -ae	die Luftröhre
tr**o**chle-a, -ae	die (Gelenk-)Rolle
t**u**b-a, -ae	die Trompete, Röhre
t**u**nic-a, -ae	die Hülle, Gewebsschicht
uln-a, -ae	die Elle
ur**e**thr-a, -ae	die Harnröhre
uvul-a, -ae	die kleine Traube, das Zäpfchen
vag**i**n-a, -ae	die Scheide
v**a**lv-a, -ae	die Klappe
v**e**n-a, -ae	die Vene
verr**u**c-a, -ae	die Warze, Hautwucherung
v**e**rtebr-a, -ae	der Wirbel
ves**i**c-a, -ae	die Blase
v**i**t-a, -ae	das Leben
v**o**l-a, -ae	die Handfläche
v**u**lv-a, -ae	die Hülle, weibliche Scham

● *Substantive griechischer Herkunft/Ausnahmen*

acn-e, -es f.	der Finnenausschlag, die Akne
ar**a**chn-e, -es f.	die Spinne
asc**i**t-es, -ae m. !	die Bauchwassersucht, Aszites
ch**e**l-e, -es f.	die Krebsschere
cl**i**nic-e, -es f.	die Klinik
diab**e**t-es, -ae m. !	die Harnruhr, Zuckerkrankheit
h**y**l-e, -es f.	der Stoff, die Materie
n**a**rc-e, -es f.	der Krampf, die Lähmung, die Erstarrung, Betäubung
optic-e, -es f.	die Optik
p**e**ron-e, -es f.	das Wadenbein
phl**e**gmon-e, -es f.	die eitrige Entzündung des Zellgewebes, eingedeutscht: Phlegmone
pl**a**stic-e, -es f.	die operative Formung, Wiederherstellung, Plastik
ps**o**-as, -ae m. !	der Lendenmuskel
ps**y**ch-e, -es f.	die Seele, der Geist, das Gemüt
r**a**ph-e, -es f.	die Naht, Verwachsungslinie
st**a**phyl-e, -es f.	die Beere, Traube
t**o**m-e, -es f.	der Schnitt
tympan**i**t-es, -ae m. !	die Trommelsucht, der Trommelbauch

III.2.2 DIE ZWEITE ODER O-DEKLINATION

Die o-Deklination umfasst masculina mit den Endungen -**us**, bzw. -**os** (gr.), und -**er** sowie neutra mit den Endungen -**um**, bzw. -**on** (gr.), im Nominativ Singular.

MASCULINA

	nerv-us, -i m. = der Nerv	
	Singular	Plural
Nominativ	nerv-**us**	nerv-**i**
Genitiv	nerv-**i**	nerv-**orum**

■ Griechische masculina auf -**os** im Nominativ Singular werden wie die masculina auf -**us** dekliniert

nephr-os, nephr-i, nephr-i, nephr-orum m. = die Niere

	canc-er, -i m. = der Krebs	
	Singular	Plural
Nominativ	canc-**er**	cancr-**i**
Genitiv	cancr-**i**	cancr-**orum**

Überwiegend fällt bei diesen masculina das e von -**er** in der Deklination weg. Nur in sehr wenigen für die Medizinische Fachspache relevanten Fällen bleibt es erhalten

pu-er, puer-i, puer-i, puer-orum m. = der Knabe

▶ vi-r, vir-i, vir-i, vir-orum m. = der Mann
– endet nicht auf -er, sondern nur auf -r, folgt sonst aber der o-Deklination

▶ diamet-er, diametr-i, diametr-i, diametr-orum f. =
der Durchmesser
– endet zwar auf -er und folgt auch der o-Deklination, ist aber ein femininum.

NEUTRA

	ligament-um, -i n. = das feste Band	
	Singular	Plural
Nominativ	ligament-**um**	ligament-**a**
Genitiv	ligament-**i**	ligament-**orum**

■ Griechische neutra auf -on im Nominativ Singular werden wie die neutra auf -um dekliniert

col-on, col-i, col-a, col-orum n. =
der Grimmdarm, Hauptteil des Dickdarms
gangli-on, gangli-i, gangli-a, gangli-orum n. =
der Nervenknoten

▶ vir-us, vir-i, vir-a, vir-orum n. = das Gift
– endet im Nominativ Singular zwar auf -**us**, ist aber dem Geschlecht nach ein neutrum und wird dementsprechend dekliniert.

MERKE!

Alle neutra, gleichgültig welcher Deklination, lauten im Nominativ Plural auf –a aus.

Beispiele von Substantiven der 2. Deklination (o-Deklination)

● masculina

alve-us, -i	die Mulde, Wanne, Ausbuchtung eines Organs
angul-us, -i	die Ecke, der Winkel
anim-us, -i	das Gemüt
an-us, -i	der After, Ring, die ringförmige Öffnung
br**o**nch-us, -i	der Luftröhrenast
b**u**lb-us, -i	die Zwiebel, der Augapfel, das verlängerte Rückenmark
c**a**lam-us, -i	das Rohr, die Schreibfeder, der schreibrohrartige Teil eines Organs
calc**a**ne-us, -i	das Fersenbein
c**a**ll-us, -i	die Schwiele, der Kallus
c**a**nt-us, -i	der Augenwinkel
c**a**rp-us, -i	die Handwurzel
ch**y**m-us, -i	der Saft, Speisebrei
c**o**ndyl-us, -i	der Gelenkfortsatz
cr**a**mp-us, -i	die schmerzhafte Zusammenziehung eines Muskels, der Krampf
c**u**bit-us, -i	der Ellbogen
c**u**mul-us, -i	der Hügel
d**i**git-us, -i	der Finger, die Zehe
d**i**sc-us, -i	die Scheibe
f**o**c-us, -i	der Herd, Krankheitsherd, Brennpunkt
foll**i**cul-us, -i	die Hülse, der kleine Sack
f**u**nd-us, -i	der Boden, Grund
fun**i**cul-us, -i	der Strang, kleine Gewebs-, Nervenstrang
gl**o**b-us, -i	die Kugel
g**y**r-us, -i	die (Gehirn-)Windung
h**i**l-us, -i	die kleine Einbuchtung, Austrittsstelle für Gefäße und Nerven
hippoc**a**mp-us, -i	das Seepferdchen (Hirnteil, Wulst im Seitenventrikel des Gehirns)
h**u**mer-us, -i	der Oberarmknochen
ile-us, -i	der Darmverschluss
isthm-us, -i	die Verengung, der schmale Zugang
labyr**i**nth-us, -i	der Irrgang, das Labyrinth
l**i**mb-us, -i	der Saum, Rand
l**o**b-us, -i	der Lappen, lappenförmige Teil eines Organs
l**u**mb-us, -i	die Lende
lymphon**o**d-us, -i	der Lymphknoten
m**a**lle-us, -i	der Hammer
meteor**i**sm-us, -i	die Aufblähung
m**o**rb-us, -i	die Krankheit
m**u**c-us, -i	der Schleim, das Sekret
m**u**scul-us, -i	das Mäuslein, der Muskel
n**ae**v-us, -i	das Mal, Muttermal
n**a**s-us, -i	die Nase
n**e**rv-us, -i	der Nerv
n**o**d-us, -i	der Knoten
n**u**cle-us, -i	der Kern
ocul-us, -i	das Auge
oes**o**phag-us, -i	die Speiseröhre
ph**a**ll-us, -i	das männliche Glied
p**i**l-us, -i	das Haar
p**o**r-us, -i	die Öffnung, der Weg, Durchgang
pyl**o**r-us, -i	der Pförtner, Magenausgang
r**a**di-us, -i	die Speiche, der Unterarmknochen
r**a**m-us, -i	der Zweig, Ast
rh**y**thm-us, -i	der Rhythmus
s**a**cc-us, -i	der Sack
sc**e**let-us, -i	das Skelett
s**o**n-us, -i	der Klang
sp**a**sm-us, -i	der Krampf, die Verkrampfung
st**o**mach-us, -i	der Magen
strab**i**sm-us, -i	das Schielen
s**u**c-us, -i	der Saft
s**u**lc-us, -i	die Furche
t**a**l-us, -i	das Sprungbein
t**a**rs-us, -i	das Geflecht, die Fußwurzel, Lidfaserplatte
th**a**lam-us, -i	der Sehhügel, das Gemach
thr**o**mb-us, -i	der Blutpfropf innerhalb eines Gefäßes
t**o**n-us, -i	der Druck
tr**u**nc-us, -i	der Stamm
umbil**i**c-us, i	der Nabel
unc-us, -i	der Haken, die Klammer
uter-us, -i	die Gebärmutter
v**i**ll-us, -i	die Zotte

● *Substantive griechischer Herkunft/Ausnahmen*

c**o**lp-os, -i	der Busen, die Bucht, buchtartige Vertiefung, Scheide
di**a**meter, -i f.!	der Durchmesser
n**e**phr-os, -i	die Niere
pr**o**ct-os, -i	der Steiß, After, Mastdarm, Anus, das Rektum
p**u**er, -i	der Junge, Knabe
v**i**r, -i	der Mann
v**i**r-us, -i n.!	das Gift, Virus

● neutra

acet**a**bul-um, -i	das Essigschälchen, die Hüftgelenkspfanne
adn**e**x-um, -i	das Anhangsgebilde
alim**e**nt-um, -i	das Nahrungsmittel
antebr**a**chi-um, -i	der Vorderarm
antr-um, -i	die Höhle, Körper- oder Organhöhle
atri-um, -i	der Vorhof
aur-um, -i	das Gold
bact**e**ri-um, -i	das Bakterium
b**a**lne-um, -i	das Bad
b**a**lsam-um, -i	die Mischung von Harzen und Ölen, der Balsam
br**a**chi-um, -i	der Arm
caut**e**ri-um, -i	das Brenneisen, Glüheisen
c**e**rebr-um, -i	das Gehirn
c**i**li-um, -i	die Augenwimper
cl**au**str-um, -i	der Verschluß, »Riegel« im Großhirn
climact**e**ri-um, -i	die Wechseljahre der Frau
c**o**ll-um, -i	der Hals
cont**a**gi-um, -i	die Ansteckung
c**o**ri-um, -i	die Lederhaut, das Fell
cr**a**ni-um, -i	der knöcherne Schädel
del**i**ri-um, -i	das Irresein, die Verwirrtheit
divert**i**cul-um, -i	die kleine Ausstülpung der Wand eines Hohlorgans
d**o**rs-um, -i	der Rücken, die Rückseite
duod**e**n-um, -i	der Zwölffingerdarm
filam**e**nt-um, -i	das fadenförmige Gebilde, Filament
f**i**l-um, -i	der Faden
f**o**li-um, -i	das Blatt
fr**e**n-um, -i	der Zügel, das Band
gr**a**n-um, -i	das Korn
h**au**str-um, -i	die Ausbuchtung
iei**u**n-um, -i	der Leerdarm
ile-um, -i	der Krummdarm
intest**i**n-um, -i	die Eingeweide, der Darm
ischi-um, -i	das Gesäß, die Hüfte
l**a**bi-um, -i	die Lippe
l**a**br-um, -i	die Lippe, der Faserrand einer Gelenkfläche
ligam**e**nt-um, -i	das feste Band (besonders an Gelenken)
mediast**i**n-um, -i	das Mittelfell
m**e**mbr-um, -i	das Glied, die Extremität
m**e**nt-um, -i	das Kinn
organ-um, -i	das Werkzeug, der Körperteil (mit einheitlicher Funktion)
orif**i**ci-um, -i	die Mündung, Öffnung
osti-um, -i	die Öffnung, Mündung
ov**a**ri-um, -i	der Eierstock
ov-um, -i	das Ei
pal**a**t-um, -i	der Gaumen, die obere Wölbung der Mundhöhle
perin**e**-um, -i	der Damm
periton**ae**-um, -i	das Bauchfell
pigm**e**nt-um, -i	der Farbstoff
plasm**o**di-um, -i	Gattung von Einzellern, bestimmte Krankheitserreger
praep**u**ti-um, -i	die Vorhaut
promont**o**ri-um, -i	das ›Vorgebirge‹, der Vorsprung
puerp**e**ri-um, -i	das Kindbett, das Wochenbett
r**e**ct-um, -i	der Mastdarm
rem**e**di-um, -i	das Heilmittel
scr**o**t-um, -i	der Hodensack
s**e**ni-um, -i	das Greisenalter, die Altersschwäche
s**e**pt-um, -i	die Scheidewand
s**e**r-um, -i	das Serum
s**i**gn-um, -i	das Zeichen
sp**a**ti-um, -i	der Zwischenraum
spl**e**ni-um, -i	der Wulst
sp**u**t-um, -i	der Auswurf
st**e**rn-um, -i	das Brustbein
superc**i**li-um, -i	die Augenbraue
tent**o**ri-um, -i	das Zelt
t**e**rg-um, -i	der Rücken
trig**o**num, -i	das Dreieck
tub**e**rcul-um, -i	der kleine Höcker, Buckel
t**y**mpan-um, -i	die Trommel
v**e**l-um, -i	das Segel, das segelförmige Gebilde eines Organs (Gaumensegel)
ven**e**n-um, -i	das Gift
vest**i**bul-um, -i	der Vorhof

● *Substantive griechischer Herkunft*

acr**o**mi-on, -i	die Schulterhöhe
amni-on, -i	die Schafshaut, die Embryonalhülle des Menschen
ch**o**ri-on, -i	die Haut, Hülle, äußerste Haut des Keimlings
c**o**l-on, -i	der Dickdarm
embry-on, -i	die ungeborene Leibesfrucht
g**a**ngli-on, -i	der Nervenknoten
k**a**ry-on, -i	der Kern
n**eu**r-on, -i	der Nerv
ol**e**cran-on, -i	der Fortsatz der Ulna, Ellenbogenhöcker
ph**a**rmac-on, -i	das Arzneimittel

III.2.3 DIE DRITTE ODER **GEMISCHTE** DEKLINATION DER SUBSTANTIVE

Die dritte oder gemischte Deklination ist die komplexeste. Die ihr zugehörigen Substantive aller drei Genera weisen im Nominativ Singular keine einheitliche Endung auf und folgen unterschiedlichen Deklinationsschemata. Hierbei müssen Substantive mit konsonantisch auslautendem Stamm (z.B. extensor-um) und Substantive mit einem auf -i auslautenden Stamm (z.B. febr-i-um) unterschieden werden.
Erstere werden nach dem Schema der konsonantischen, letztere nach dem der i-Deklination dekliniert.

III.2.3.1 DEKLINATION NACH DEM SCHEMA DER KONSONANTISCHEN DEKLINATION

	Singular			Plural		
	masculinum	femininum	neutrum	masculinum	femininum	neutrum
Nominativ	ren *(die Niere)*	**verschiedene*** crux *(das Kreuz)*	corpus *(der Körper)*	**-es** ren-es	**-es** cruc-es	**-a** corpor-a
Genitiv	**-is** ren-is	**-is** cruc-is	**-is** corpor-is	**-um** ren-um	**-um** cruc-um	**-um** corpor-um

Der konsonantischen Deklination folgen:

■ Griechische Wörter auf
-as, -ps, -er, -es, -ax m. **-nx** m./f.
-as, -(o)ma n.

atlas, atlantis m. = der Atlas
hydrops, -pis m. = die Wassersucht
ureter, -eris m. = der Harnleiter
herpes, -etis m. = der Herpes
thorax, -acis m. = die Brust, der Brustkorb
larynx, -gis m. = der Kehlkopf
meninx, -gis f. = die Hirnhaut
pharynx, -gis m./f. = der Rachen
teras, -atis n. = die Missgeburt
trauma, -matis n. = die Wunde
fibroma, -matis n. = die Fasergeschwulst, das Fibrom

■ feminina mit der griech. Suffixendung -**itis**, Gen. -**itidis** (siehe Kapitel IV Suffixe)
aortitis, -itidis f. = die Entzündung der Aorta

■ Griechische Nomina auf -**on** (sonst überwiegend neutra, die der o-Deklination folgen)
cotyledon, -onis f. = der Lappen der Plazenta, die Zottenbüschel der äußersten Hülle des Keimlings

■ Pluralia tantum
viscera, viscerum Pl. n. = die Eingeweide

▶ vas, vas-is, vas-a, vas-orum n. = das Gefäß
– wird im Singular nach der konsonantischen und im Plural nach der o-Deklination dekliniert!

*Übersicht der Endungen im Nominativ Singular (mit Beispielen)

masculina		**feminina**		**neutra**	
-en	ren, ren-is lien, lien-is	**-es**	lues, lu-is sedes, sed-is	**-(m)en**	foramen, foramin-is inguen, inguin-is
-(t)er	vomer, vomer-is ureter, ureter-is	**-ter**	gaster, gastr-is	**-er**	tuber, tuber-is
-es	pes, ped-is	**-o**	cartilago, cartilagin-is		
-is	pulvis, pulver-is	**-is**	carotis, carotid-is	**-ut**	caput, capit-is
-o	tendo, tendin-is	**-(t)io**	regio, region-is	**-ur**	femur, femor-is
-os	flos, flor-is			**-os**	os, or-is
-x	index, indic-is	**-x**	crux, cruc-is		
		-ix	appendix, appendic-is		
-ps	adeps, adip-is	**-us**	incus, incud-is	**-us**	corpus, corpor-is
-(t)or	tumor, tumor-is rotator, rotator-is	**-bs**	trabs, trab-is	**-c**	lac, lact-is
		-tas	extremitas, extremitat-is	**-a**	trauma, traumat-is

III.2.3.2 DEKLINATION NACH DEM SCHEMA DER i-DEKLINATION

	Singular			Plural		
	masculinum	femininum	neutrum	masculinum	femininum	neutrum
Nominativ	**versch. (-s, -is)** dens *(der Zahn)*	**-is (-es) versch.** febr-is *(das Fieber)*	**-al, -ar, -e** anim-al *(das Tier)*	**-es** dent-es	**-es** febr-es	**-ia** animal-ia
Genitiv	**-is** dent-is	**-is** febr-is	**-is** animal-is	**-ium** dent-ium	**-ium** febr-ium	**-ium** animal-ium

Der i-Dekination folgen:

■ masculina und feminina
auf **-is** und **-es,** die die **gleiche Silbenzahl** im Nominativ und Genitiv Singular haben

cut-is, cut-is f. = die Haut
febr-is, febr-is f. = das Fieber
pub-es, pub-is f. = die Schamgegend
test-is, test-is m. = der Hoden

■ masculina und feminina
mit **zwei Konsonanten** vor der Endung -is im Genitiv

lens, lent-is f. = die Linse
calx, calc-is f. = der Kalk
dens, dent-is m. = der Zahn

■ neutra auf **-al, -ar, -e**

anim-al, animal-is n. = das Tier
calc-ar, calcar-is n. = der Sporn
ret-e, ret-is n. = das Netz

▶ Zu beachten sind auch einige **neutra** mit **zwei Konsonanten** vor der Genitivendung -is, die im Nominativ Plural der konsonantischen Deklination, im Genitiv Plural allerdings der i-Deklination folgen und daher gemischt dekliniert werden.

os, oss-**is** oss-**a**, oss-**ium** n. = der Knochen
cor, cord-**is**, cord-**a**, cord-**ium** n. = das Herz
fel, fell-**is**, fell-**a**, fell-**ium** n. = die Gallenblase

▶ Griechische Lehnwörter
folgen der konsonantischen Deklination
then-ar, thenar-is, thenar-a, thenar-um n.
(die Handfläche, der Daumenballen)
hep-ar, hepat-is, hepat-a, hepat-um n. *(die Leber)*

▶ Pluralia tantum

fauc-es, fauc-ium f. = der Schlund
nat-es, nat-ium f. = das Gesäß
nar-es, nar-ium f. = die Nase

ZUSAMMENFASSUNG

Die Substantive der dritten Deklination (d. h. sowohl der konsonantischen als auch der i-Deklination) erhalten im Genitiv Singular in allen Geschlechtern die Endung **-is**
Alle feminina und masculina enden im Nominativ Plural auf -**es**.

Konsonantische Deklination
Der Genitiv Plural aller Geschlechter erhält bei den Substantiven der dritten Deklination, deren Wortstamm auf einen Konsonanten auslautet, die Endung -**um**.
Die neutra dieser Gruppe enden im Nominativ Plural auf -**a**.

i-Deklination
Masculina und feminina der dritten Deklination auf **-is** und **-es,** *mit der gleichen Silbenzahl* im Nominativ und im Genitiv Singular (au-ris, au-ris f.) sowie *mit zwei Konsonanten* vor der Endung -is im Genitiv Singular (den-s, dent-is m.) erhalten ebenso wie die neutra mit den Endungen -al, -ar, -e (animal, animalis n.; calcar, calcaris n.; rete, retis n.) im Genitiv Plural aller Geschlechter den Wortausgang **-ium.**
Die genannten neutra enden im Nominativ Plural allerdings auf **-ia.**

Ausnahmen bilden die aus dem Griechischen stammenden Substantive, die, obwohl sie vor dem -is im Genitiv Singular auf zwei Konsonanten auslauten, rein konsonantisch dekliniert werden (meninx, meningis f.).
Neutra mit zwei Konsonanten vor der Endung -is im Genitiv Singular erhalten im Genitiv Plural die Endung **-ium** und im Nominativ Plural die Endung **-a.**

Übersicht der Termini der dritten Deklination, nach Nominativ-Endungen geordnet

● Substantive auf **-or, -oris** *(masculina)*

cal-or, calor-is m.	die Wärme, Hitze
col-or, color-is m.	die Farbe
dol-or, dolor-is m.	der Schmerz
flex-or, flexor-is m.	der Beuger, Beugemuskel
flu-or, fluor-is m.	der Ausfluss, das Element Fluor
hum -or, humor-is m.	die Flüssigkeit, der Körpersaft
liqu-or, liquor-is m.	die seröse Flüssigkeit, ›Hirnwasser‹
liv-or, livor-is m.	der rot-/blauviolette Totenfleck
od-or, odor-is m.	der Geruch, Gestank, Duft
pall-or, pallor-is m.	die Blässe
rig-or, rigor-is m.	der gesteigerte Muskeltonus, die (Toten-) Starre
rub-or, rubor-is m.	die entzündliche (Haut-)Rötung
stup-or, stupor-is m.	die Erstarrung, Bewegungslosigkeit
sud-or, sudor-is m.	der Schweiß
tens-or, tensor-is m.	der Spanner, Spannmuskel
tep-or, tepor-is m.	die laue Wärme
torp-or, torpor-is m.	die Gefühllosigkeit, Schlaffheit
trem-or, tremor-is m.	das (Muskel-)Zittern
tum-or, tumor-is m.	1. die krankhafte Anschwellung eines Organs, 2. die Geschwulst
turg-or, turgor-is m.	der Flüssigkeitsdruck im Gewebe

● Substantive auf **-tor, -toris** *(masculina)*

foe-tor, foetor-is m.	der üble Geruch, Gestank
leva-tor, levator-is m.	der Heber, Hebemuskel
mo-tor, motor-is m.	der Beweger, Motor
opera-tor, operator-is m.	der Bewirker, Verrichter
pota-tor, potator-is m.	der Trinker
prona-tor, pronator-is m.	der Einwärtsdreher; Muskel, der einwärts dreht
rota-tor, rotator-is m.	der Dreher
supina-tor, supinator-is m.	der Auswärtsdreher; Muskel, der auswärts dreht

● Substantive auf **-ter, -teris** und **-er, -eris** *(masculina)*

seques-ter, sequestr-is m.	das Abgesonderte, abgestorbenes Knochenstück
gas-ter, gast(e)r-is f. !	der Magen, Bauch
a-er, aer-is m. (gr.)	die Luft
aeth-er, aether-is m. (gr.)	der Äther
agg-er, agger-is m.	der Damm, (Nasen-) Schleimhautwulst
masset-er, masseter-is m.	der Kaumuskel
sphinct-er, sphincter-is m.	der Schließmuskel
uret-er, ureter-is m.	der Harnleiter
vom-er, vomer-is m.	die Pflugschar, das (Nasen-)Pflugscharbein

● Substantive auf **-o, -onis** und **-o, -inis** *(masculina)*

acr-o, acron-is m. (gr.)	der Trieb, die Spitze der Gliedmaßen
bub-o, bubon-is m. (gr.)	die Leiste, Schamgegend, entzündliche Lymphknotenschwellung der Leistenbeuge
carb-o, carbon-is m.	die Holz-, Knochenkohle
comed-o, comedon-is m.	der Mitesser
embry-o, embryon-is m. (gr.)	die ungeborene Leibesfrucht
pulm-o, pulmon-is m.	die Lunge
umb-o, umbon-is m.	der Schildbuckel, erhabene Rundung
vibri-o, vibrion-is m.	Gattung kommaförmiger, begeißelter Bakterien
hom-o, homin-is m.	der Mensch, Mann
tend-o, tendin-is m.	die Sehne

● Substantive auf **-en, -enis** *(masculina)*

lich-en, lichen-is m. (gr.)	die Flechte, der Ausschlag
li-en, lien-is m.	die Milz
hym-en, hymen-is m. (gr.)	das (Jungfern-)Häutchen
pect-en, pectin-is m.	der Kamm, Grat
r-en, ren-is m.	die Niere
sangu-is, sanguin-is m.	das Blut
spl-en, splen-is m. (gr.)	die Milz

● Substantive auf **-ps, -ipis** *(masculina)*

ade-ps, adip-is m.	das Fett
force-ps, forcip-is m./f.	1. Zange, 2. die Balkenzwinge des Gehirns
prince-ps, princip-is m.	der Erste, Führer

● Substantive auf **-x, -icis** und **-ax, -acis** *(masculina)*

ape-x, apic-is m.	die (äußerste) Spitze
corte-x, cortic-is m.	die Rinde, Borke
forni-x, fornic-is m.	die Wölbung
hallu-x, halluc-is m.	die Großzehe
inde-x, indic-is m.	der Anzeiger, Zeigefinger
obe-x, obic-is m./f.	der Querbalken, Riegel, Verdickungsstelle d. Rückenmarks
polle-x, pollic-is m.	der Daumen
sile-x, silic-is m.	der Kieselstein
thor-ax, thorac-is m.	der Brustkorb, die Brust
verte-x, vertic-is m.	der Wirbel, Scheitel, die Spitze eines Organs

● Substantive auf **-es, -dis/-itis/-etis** *(masculina)*

p-**e**s, p**e**d-is m.	der Fuß, das fußartige Gebilde, die Ansatzstelle eines Organs
l**i**m-es, l**i**mit-is m.	die Grenze, Grenzlinie
p**o**pl-es, p**o**plit-is m.	die Kniekehle, Kniebeuge
p**a**ri-es, par**ie**t-is m.	die Wand, Wandschicht eines Organs

● Substantive auf **-is, -eris** *(masculina)*

p**u**lv-is, p**u**lver-is m.	der Staub, das Pulver

● Substantive auf **-do, -dinis** und **-go, -ginis** *(feminina)*

aegrit**u**-do, aegrit**u**din-is f.	die Krankheit
alb**u**-go, alb**u**-ginis f.	weißer Fleck der Hornhaut
amplit**u**-do, amplit**u**din-is f.	die Größe, Weite
c**a**r-o, c**a**rn-is f.	das Fleisch
cartil**a**-go, cartil**a**gin-is f.	der Knorpel
crassit**u**-do, crassit**u**din-is f.	die Dicke
fibrocartil**a**-go, fibrocartil**a**gin-is f.	der Faserknorpel
lassit**u**-do, lassit**u**din-is f.	die Erschöpfung
lent**i**-go, lent**i**gin-is f.	das Linsenmal
liv**e**-do, liv**e**din-is f.	die netzförmige, blaurote Hautverfärbung
longit**u**-do, longit**u**din-is f.	die Länge
lumb**a**-go, lumb**a**gin-is f.	der Lendenschmerz, ›Hexenschuß‹
magnit**u**-do, magnit**u**din-is f.	die Größe
m**a**r-go, m**a**rgin-is m.	der Rand, die Begrenzungslinie, Randleiste eines Organs
mucil**a**-go, mucil**a**gin-is f.	der schleimige Pflanzensaft
multit**u**-do, multit**u**din-is f.	die Menge
or**i**-go, or**i**gin-is f.	der Ursprung
prur**i**-go, prur**i**gin-is f.	das Jucken, der Juckreiz
rauc**e**-do, rauc**e**din-is f.	die Heiserkeit
valet**u**-do, valet**u**din-is f.	die Gesundheit
vert**i**-go, vert**i**gin-is f.	der Schwindel
vitil**i**-go, vitil**i**gin-is f.	die Hautflechte, Pigmentanomalie

● Substantive auf **-(t)io, (t)ionis** und **-sio, -sionis** *(feminina)*

act-io, acti**o**n-is f.	die Handlung, Bewegung
articul**a**t-io, articulati**o**n-is f.	das Gelenk
aud**i**-tio, auditi**o**n-is f.	das Hören
auscult**a**-tio, auscultati**o**n-is f.	das Abhören von Körpergeräuschen
castr**a**-tio, castrati**o**n-is f.	die Verschneidung, Entfernung der Keimdrüsen bei Mensch und Tier
cav**a**-tio, cavati**o**n-is f.	die Höhle, Höhlung
cess**a**-tio, cessati**o**n-is f.	das Aufhören, Ausbleiben, der Stillstand
claudic**a**-tio, claudicati**o**n-is f.	das Hinken
copul**a**-tio, copulati**o**n-is f.	die Verkettung, Verschmelzung zweier Keimzellen bei der Befruchtung
cumul**a**-tio, cumulati**o**n-is f.	die Vermehrung
fl**e**x-io, flexi**o**n-is f.	die Biegung, Abknickung
fluctu**a**-tio, fluctuati**o**n-is f.	die schwappende Bewegung einer Körperflüssigkeit
fl**u**x-io, fluxi**o**n-is f.	das Fließen, die Strömung
form**a**-tio, formati**o**n-is f.	die Ausbildung, Ausformung
fr**a**c-tio, fracti**o**n-is f.	die Unterteilung
fr**i**c-tio, fricti**o**n-is f.	das Reiben, Frottieren, die Salbeneinreibung, Massage
f**u**nc-tio, functi**o**n-is f.	die Verrichtung, Aufgabe eines Organs
f**u**-sio, fusi**o**n-is f.	das Gießen, Verschmelzen
gener**a**-tio, generati**o**n-is f.	die Zeugung, Fortpflanzung
gest**a**-tio, gestati**o**n-is f.	die Schwangerschaft
ins**e**r-tio, inserti**o**n-is f.	der Ansatz
lacer**a**-tio, lacerati**o**n-is f.	die Zerreißung, der Einriss
lact**a**-tio, lactati**o**n-is f.	die Absonderung von Milch
l**ae**-sio, laesi**o**n-is f.	die Verletzung, Funktionsstörung
l**u**xa-tio, luxati**o**n-is f.	die Verrenkung, Ausrenkung eines Gelenks
macer**a**-tio, macerati**o**n-is f.	die Erweichung
manifest**a**-tio, manifestati**o**n-is f.	das Zutagetreten, Offenbarwerden
menstru**a**-tio, menstruati**o**n-is f.	die Monatsblutung
m**i**c-tio, micti**o**n-is f.	das Harnlassen
m**o**-tio, moti**o**n-is f.	die Bewegung
mut**a**-tio, mutati**o**n-is f.	die Änderung der Erbanlage, der Stimmbruch
mutil**a**-tio, mutilati**o**n-is f.	die Verstümmelung
nutr**i**-tio, nutriti**o**n-is f.	die Ernährung
oper**a**-tio, operati**o**n-is f.	der chirurgische Eingriff
ordin**a**-tio, ordinati**o**n-is f.	die ärztliche Verordnung
palp**a**-tio, palpati**o**n-is f.	das Abtasten
palpit**a**-tio, palpitati**o**n-is f.	das Klopfen des Herzens
poll**u**-tio, polluti**o**n-is f.	der unwillkürliche Samenerguß während des Schlafs
p**o**r-tio, porti**o**n-is f.	der Anteil, Teil eines Organs
pos**i**-tio, positi**o**n-is f.	die Lage
p**o**-tio, poti**o**n-is f.	der Trank, das Getränk
pron**a**-tio, pronati**o**n-is f.	die Einwärtsdrehung der Extremitäten um ihre Längsachse

puls**a**-tio, pulsati**o**n-is f.	das Stoßen, Schlagen
p**u**nc-tio, puncti**o**n-is f.	die Entnahme von Flüssigkeiten aus Körperhöhlen
purg**a**-tio, purgati**o**n-is f.	die Reinigung
r**a**-tio, rati**o**n-is f.	die Überlegung, Vernunft, Gesetzmäßigkeit
r**e**g-io, regi**o**n-is f.	die Richtung, Gegend, der Körperbezirk
rot**a**-tio, rotati**o**n-is f.	die Drehung, Drehbewegung eines Körpers um seine Achse
sal**i**va-tio, salivati**o**n-is f.	der Speichelfluß
san**a**-tio, sanati**o**n-is f.	die Heilung
sanguin**a**-tio, sanguinati**o**n-is f.	die Blutung
s**e**c-tio, secti**o**n-is f.	die Zergliederung der Leiche, der Schnitt
strangul**a**-tio, strangulati**o**n-is f.	die Abschnürung von Darmabschnitten, Abdrosselung
sud**a**-tio, sudati**o**n-is f.	das Schwitzen
supin**a**-tio, supinati**o**n-is f.	die Auswärtsdrehung der Extremitäten um ihre Längsachse
t**e**n-sio, tensi**o**n-is f.	die Spannung
termin**a**-tio, terminati**o**n-is f.	die Begrenzung, Endigung
t**o**r-sio, torsi**o**n-is f.	die Drehung
tr**a**c-tio, tracti**o**n-is f.	das Ziehen, der Zug
trepan**a**-tio, trepanati**o**n-is f. (gr.)	die operative Schädeleröffnung mittels Trepan
ulcer**a**-tio, ulcerati**o**n-is f.	die Geschwürbildung
vaccin**a**-tio, vaccinati**o**n-is f.	die Kuhpockenimpfung, Schutzimpfung
vari**a**-tio, variati**o**n-is f.	die Merkmalsabweichung, Verschiedenheit
ventil**a**-tio, ventilati**o**n-is f.	das Lüften, die Belüftung
v**e**r-sio, versi**o**n-is f.	die Neigung eines Organs
vibr**a**-tio, vibrati**o**n-is f.	die feine Schwingung

● Substantive auf **-bs, (-ps), -bis (-pis)** *(feminina)*

o-ps, **o**p-is f.	die Hilfe, der Beistand
tr**a**-bs, tr**a**b-is f.	der Balken

● Substantive auf **-is, -idis** *(feminina)*

car**o**t-is, car**o**tid-is f. (gr.)	die Halsschlagader
cl**i**tor-is, clit**o**rid-is f. (gr.)	der kleine Hügel, Kitzler am Vorderende der kleinen Schamlippen
c**u**sp-is, c**u**spid-is f.	der Zipfel, die Spitze
gl**o**tt-is, gl**o**ttid-is f. (gr.)	das Flötenmundstück, der Stimmritzenkörper des Kehlkopfs
h**y**drat-is, h**y**dratid-is f.	die Wasserblase
ir-is, **i**rid-is f. (gr.)	die Regenbogenhaut des Auges
par**o**t-is, par**o**tid-is f. (gr.)	die Ohrspeicheldrüse
p**y**ram-is, pyram**i**d-is f. (gr.)	die Pyramide, pyramidenförmiger Organteil
haemorrh**o**id-es, haemorrh**o**id-um f. (gr., pl.)	die krampfaderähnlichen Erweiterungen am After, Hämorrhoiden
l**a**p-is, l**a**pid-is m. !	der Stein

● Substantive auf **-(i)x, -(i)cis** *(feminina)*

cr**u**-x, cr**u**c-is f.	das Kreuz
l**u**-x, l**u**c-is f.	das Licht
v**o**-x, v**o**c-is f.	die Stimme, der Laut
f**ae**-x, f**ae**c-is f.	der Bodensatz, die Hefe
f**ae**-ces, f**ae**c-um f. (pl.)	der Kot, Stuhl
app**e**nd-ix, app**e**ndic-is f.	das Anhangsgebilde
c**e**rv-ix, c**e**rvic-is f.	der Nacken, Hals, der halsförmige Abschnitt
cic**a**tr-ix, cicatr**i**c-is f.	die Narbe
m**a**tr-ix, matr**i**c-is f.	die Mutter, Erzeugerin, Keimschicht eines Organs
r**a**d-ix, rad**i**c-is f.	die Wurzel
h**e**l-ix, hel**i**c-is f. (gr.)	die Windung
v**a**r-ix, var**i**c-is f.	die Krampfader

● Substantive auf **-us, -udis/-utis** und **-tas, -tatis** *(feminina)*

inc-us, inc**u**d-is f.	der Amboß, das mittlere Gehörknöchelchen
s**a**l-us, sal**u**t-is f.	die Unverletztheit, das Wohl, die Gesundheit
sen**e**c-tus, senect**u**t-is f.	das Greisenalter
act**i**vi-tas, activit**a**t-is f.	die Wirksamkeit
adip**o**si-tas, adiposit**a**t-is f.	die Fettsucht, Fettleibigkeit
ae-tas, aet**a**t-is f.	das Zeitalter, Lebensalter
call**o**si-tas, callosit**a**t-is f.	die Hautschwiele
cap**a**ci-tas, capacit**a**t-is f.	das Fassungsvermögen, die Fähigkeit
c**a**vi-tas, cavit**a**t-is f.	die Höhle, der Hohlraum
deb**i**li-tas, debilit**a**t-is f.	die Schwäche, leichter Schwachsinn
extr**e**mi-tas, extremit**a**t-is f.	1. der äußere Umkreis, 2. die Gliedmaße
fac**u**l-tas, facult**a**t-is f.	die Möglichkeit, Befähigung
fert**i**li-tas, fertilit**a**t-is f.	die Fruchtbarkeit
flexib**i**li-tas, flexibilit**a**t-is f.	die Biegsamkeit

frag**i**li-tas, fragilit**a**t-is f.	die Brüchigkeit, Zerbrechlichkeit
frig**i**di-tas, frigidit**a**t-is f.	die Gefühlskälte
grac**i**li-tas, gracilit**a**t-is f.	die Zartheit, Schlankheit
grav**i**di-tas, gravidit**a**t-is f.	die Leibesschwere, Schwangerschaft
imbec**i**lli-tas, imbecillit**a**t-is f.	die Schwäche, der Schwachsinn
mort**a**li-tas, mortalit**a**t-is f.	die Sterblichkeit
mot**i**li-tas, motilit**a**t-is f.	das Bewegungsvermögen, die Beweglichkeit
ob**e**si-tas, obesit**a**t-is f.	die Fettsucht
op**a**ci-tas, opacit**a**t-is f.	die Schattigkeit, Dunkelheit
qu**a**li-tas, qualit**a**t-is f.	die Beschaffenheit, Eigenschaft
qu**a**nti-tas, quantit**a**t-is f.	die Größe, Menge
sal**u**bri-tas, salubrit**a**t-is f.	die gesunde Körperbeschaffenheit
s**a**ni-tas, sanit**a**t-is f.	die Gesundheit
sen**i**li-tas, senilit**a**t-is f	die Greisenhaftigkeit
ster**i**li-tas, sterilit**a**t-is f.	1. die Unfruchtbarkeit; 2. die Keimfreiheit
s**u**rdi-tas, surdit**a**t-is f.	die Taubheit
tuber**o**si-tas, tuberosit**a**t-is f.	der Körperauswuchs, Höcker, Buckel

● Substantive auf **-er, -eris; -us, -eris/-oris/-uris; -ur, -uris/-oris -or/-oris** *(neutra)*

arb-or, **a**rbor-is f. !	der Baum, Bild eines Kleinhirnmedianschnittes
aequ-or, **ae**quor-is n.	die Ebene, Fläche
cad**a**v-er, cad**a**ver-is n.	der Leichnam
c**o**rp-us, c**o**rpor-is n.	der Körper, Hauptteil eines Organs
cr-**u**s, cr**u**r-is n.	1. der Schenkel, Unterschenkel; 2. schenkelart. Teil eines Organs
f**e**m-ur, f**e**mor-is n.	der Oberschenkel
fr**i**g-us, fr**i**gor-is n.	die Kälte
f**u**rf-ur, f**u**rfur-is m. !	die Kleie, Haut-, Kopfschuppe
g**e**n-us, g**e**ner-is n.	das Geschlecht, die Gattung
gl**o**m-us, gl**o**mer-is n.	der Knoten, Knäuel
g**u**tt-ur, g**u**ttur-is n.	die Gurgel, Kehle, der Kropf
i**e**c-ur, i**e**cor-is n.	die Leber
l**a**t-us, l**a**ter-is n.	die Seite, Flanke, seitliche Teile eines Organs
o-s, **o**r-is (!) n.	der Mund, die Öffnung
o-s, **o**ss-is (**o**ssa, **o**ssium!) n.	der Knochen, das Bein
op-us, **o**per-is n.	das Werk, die Arbeit
p**e**ct-us, p**e**ctor-is n.	die Brust, Brustkorb
p**o**nd-us, p**o**nder-is n.	das Gewicht, Pfund
p-**u**s, p**u**r-is n.	der Eiter
r**o**b-ur, r**o**bor-is n.	die Kraft
st**e**rc-us, st**e**rcor-is n.	der Mist, Kot
s**u**lf-ur, s**u**lfur-is n.	der Schwefel
t**e**mp-us, t**e**mpor-is n	die Zeit, der Zeitabschnitt
t**e**mp-ora, t**e**mpor-um n. (pl.)	die Schläfen
t**u**b-er, t**u**ber-is n.	der Höcker, Buckel
ulc-us, **u**lcer-is n.	das Geschwür
v**e**rb-er, v**e**rber-is n.	der Schlag, Hieb
v**i**sc-era, v**i**scer-um n. (pl.)	die Eingeweide
v**u**ln-us, v**u**lner-is n.	die Wunde

● Substantive auf **-el, -ellis** *(neutra)*

f-**e**l, f**e**ll-is (fella, fellium!) n.	die Gallenblase, Galle

● Substantive auf **-en, -inis** (neutra)

abd**o**m-en, abd**o**min-is n.	der Bauch, Unterleib
ac**u**m-en, ac**u**min-is n.	die Spitze
alb**u**m-en, alb**u**min-is n.	das Weiße, Eiweiß
cer**u**m-en, cer**u**min-is n.	das Ohrenschmalz
c**u**lm-en, c**u**lmin-is n.	der Gipfel, höchste Punkt
for**a**m-en, for**a**min-is n.	das Loch, die Lücke, Öffnung
g**e**rm-en, g**e**rmin-is n.	der Spross, Trieb
gl**u**t-en, gl**u**tin-is n.	der Leim, Klebestoff
ingu-en, **i**nguin-is n.	die Leistengegend
l**i**m-en, l**i**min-is n.	die Schwelle, der Rand, die Grenzlinie eines Organs
medic**a**m-en, medic**a**min-is n.	das Arzneimittel
om-en, **o**min-is n.	das Vorzeichen, Anzeichen
r**e**gim-en, reg**i**min-is n.	die Lenkung, Leitung, Aufsicht, Pflege
vol**u**m-en, vol**u**min-is n.	der Rauminhalt eines festen, flüssigen o. gasförmigen Körpers

● Substantive auf **-ut, -itis; -c, -ctis; -r; -rdis** *(neutra)*

c**a**p-ut, c**a**pit-is n.	das Haupt, der Kopf, Gelenk-, Muskelkopf
s**i**ncip-ut, s**i**ncipit-is n.	der Vorderkopf
l**a**-c, l**a**ct-is n.	die Milch
c**o**-r, c**o**rd-is (c**o**rda, c**o**rdium!) n.	das Herz

● Substantive auf **-is, -is** *(feminina und masculina)*

cl**a**v-is, cl**a**v-is f.	der Schlüssel, Riegel
f**e**br-is, f**e**br-is f.	das Fieber, die fieberhafte Erkrankung
p**e**lv-is, p**e**lv-is f.	das Becken
s**i**t-is, s**i**t-is, sit-es, sit(i)um! f.	der Durst
t**u**ss-is, t**u**ss-is f.	der Husten

aur-is, aur-is f.	das Ohr
ax-is, ax-is m.	die Achse, Mittellinie eines Organs
bil-is, bil-is f.	die Galle
canal-is, canal-is m.	die Rinne, Röhre
clun-is, clun-is f.	die Gesäßbacke
coll-is, coll-is m.	der Hügel
crin-is, crin-is m.	das Haar
cut-is, cut-is f.	die Haut,
fin-is, fin-is m.	die Grenze, das Ziel, Lebensende
ign-is, ign-is m.	das Feuer
mens-is, mens-is m.	der Monat
nar-is, nar-is f.	das Nasenloch
nat-is, nat-is f.	die Gesäßbacke
orb-is, orb-is m.	die Rundung, Scheibe, der Erdkreis
pen-is, pen-is m.	der Schwanz, das männliche Glied
pest-is, pest-is f.	die ansteckende Krankheit, Seuche, Pest
seps-is, seps-is f. (gr.)	die Fäulnis, Gärung, Blutvergiftung
test-is, test-is m.	der Hoden
ungu-is, ungu-is m.	der Finger-, Zehennagel, die Kralle
verm-is, verm-is m.	1. der Wurm, Eingeweidewurm 2. der Kleinhirnwurm
crin-es, crin-ium m. (pl.)	das Kopfhaar, Schamhaar
clun-es, clun-ium f. (pl.)	das Gesäß
mens-es, mens-ium m. (pl.)	die monatliche Regel, der Monatsfluss
nar-es, nar-ium f. (pl.)	die Nasenöffnungen, Nase
nat-es, nat-ium f. (pl.)	das Gesäß
test-es, test-ium m. (pl.)	die Hoden

● Substantive auf **-es, -is** *(feminina)*

fam-es, fam-is f.	der Hunger
mol-es, mol-is f.	die Last, schwere Masse
pub-es, pub-is f.	die Mannbarkeit, Scham, Schamgegend
sord-es, sord-is f.	der Schmutz, Eiter, die Fäulnis
tab-es, tab-is f.	die Auszehrung, Schwindsucht
lu-es, lu-is (lu-es, lu-um) f.	die ansteckende Krankheit, Seuche, Syphilis
sed-es, sed-is (sed-es, sed-um) f.	der Sitz, das Hinterteil, Gesäß

● Substantive auf **-s, -ntis** (**-ndis**) (masculina und feminina)

den-s, dent-is m.	der Zahn
fon-s, font-is m.	die Quelle
fron-s, front-is f.	die Stirn, das Stirnbein
gen-s, gent-is f.	das Geschlecht, der Stamm
glan-s, gland-is f.	die Kernfrucht, Eichel, Drüse
len-s, lent-is f.	die Linse, Augenlinse
men-s, ment-is f.	der Verstand, das Denkvermögen
pon-s, pont-is m.	die Brücke, anatomische Struktur zwischen verlängertem Rückenmark und Mittelhirn

● Substantive auf **-x, -cis** *(feminina)*

cal-x, calc-is f.	die Ferse, der Kalkstein
fal-x, falc-is f.	die Sichel, sichelförmige Bindegewebsplatte
fauc-es, fauc-ium f. (pl.)	der Schlund, die Kehle

● Substantive auf **-s, -tis; -ter, -tris** (feminina und masculina)

ar-s, art-is f.	die Kunst, Kunstfertigkeit
mor-s, mort-is f.	der Tod
par-s, part-is f.	der Teil, Abschnitt eines zusammengesetzten Organs
ven-ter, ventr-is m.	der Bauch, Leib, die bauchförm. Ausbuchtung eines Muskels

● Substantive auf **-al, -is; -ar, -is; -e, -is** *(neutra)*

anim-al, animal-is n.	das Tier, beseelte Geschöpf
s-al, sal-is n.	das Salz
calc-ar, calcar-is n.	der Sporn
cochle-ar, cochlear-is n. (gr.)	der Löffel
hep-ar, hepat-is/ hepar-is (gr.) n	die Leber
pulvin-ar, pulvinar-is n.	das Polster, Kissen, der kissenförmige Vorsprung des Thalamus
then-ar, thenar-is n. (gr.)	der Daumenballen
decliv-e, decliv-is n.	der Abhang, ein Teil des Kleinhirnwurms
il-e, il-is n.	der Unterleib
il-ia, il-ium n. (pl.)	die Weiche, Region zwischen Rippenbogen und Leiste
ret-e, ret-is n.	das Netz, Garn, Blutgefäßnetz

● Substantive auf **-ma, -matis** *(neutra gr.)*

diaphrag-ma, diaphrag-matis n.	das Zwerchfell
oede-ma, oede-matis n.	die Gewebswassersucht, Geschwulst
trau-ma, trau-matis n.	die Wunde, der seel. Schaden
tre-ma, tre-matis n.	das Loch, die Öffnung, Lücke zw. den mittl. Schneidezähnen
co-ma, co-matis n.	tiefer Schlaf, Bewusstlosigkeit

▶ va-s, vas-is (vas-a, vasor-um!) n.	das Gefäß, Blutgefäß

III.2.4 DIE VIERTE ODER **u**-DEKLINATION

Zur u- Deklination gehören bestimmte masculina, die im Nominativ Singular auf **-us** enden sowie einige neutra die auf **-u** enden.

● **masculina**

fet-us, -us m. = die Leibesfrucht

	Singular	Plural
Nominativ	fet-**us**	fet-**us**
Genitiv	fet-**us**	fet-**uum**

▶ Ausnahmen bilden hier einige feminina mit der Endung **-us**
an-us, an-us, an-us, an-uum f. = die alte Frau (!)
nicht zu verwechseln mit
an-us, an-i m. = der After, aus der o-Deklination

man-us, man-us, man-us, man-uum f. = die Hand
ac-us, ac-us, ac-us, ac-uum f. = die Nadel, Spitze

● **neutra**

corn-u, -us n. = das Horn

	Singular	Plural
Nominativ	corn-**u**	corn-**ua**
Genitiv	corn-**us**	corn-**uum**

Beispiele von Substantiven der 4. Deklination (u-Deklination)

ab**o**rt-us, -us m.	die Fehlgeburt, Frühgeburt
arcus, -us m.	der Bogen, bogenförm. Teil e. Organs
aud**i**t-us, -us m.	das Gehör, Hörvermögen
c**a**s-us, -us m.	der Fall
dec**u**bit-us, -us m.	das Druckgeschwür, Wundliegen
d**u**ct-us, -us m.	der Gang, Kanal
exit-us, -us m.	der Ausgang, Tod
f**e**t-us, -us m.	die Leibesfrucht
hi**a**t-us, -us m.	der Spalt
impet-us, -us m.	der Anfall, Schwung
m**a**n-us, -us f. (!)	die Hand
me**a**t-us, -us m.	der Gang
olf**a**ct-us, -us m.	der Geruchssinn
p**a**rt-us, -us m.	die Geburt, das Gebären
pl**e**x-us, -us m.	das Geflecht
proc**e**ss-us, -us m.	der Vorsprung, Fortsatz
p**u**ls-us, -us m.	der Puls
rec**e**ss-us, -us m.	die Vertiefung, Ausbuchtung
s**e**x-us, -us m.	das Geschlecht
s**i**n-us, -us m.	die Ausbuchtung
s**o**nit-us, -us m.	der Schall, Klang
sp**i**rit-us, -us m.	der Geist, Lebenshauch
s**i**t-us, -us m.	die Lage, Stellung
tr**a**ct-us, -us m.	der Strang
v**i**s-us, -us m.	das Sehen, der Gesichtssinn
v**o**mit-us, -us m.	das Erbrechen
● *neutra*	
c**o**rn-u, -us n.	das Horn
g**e**l-u, -us n.	die Kälte, der Frost
g**e**n-u, -us n.	das Knie(-gelenk)

III.2.5 DIE FÜNFTE ODER **e**-DEKLINATION

Dem grammatischen Geschlecht nach sind die in der medizinischen Fachsprache vorkommenden Substantive dieser Deklination feminina, die im Nominativ Singular auf **-es** enden.

faci-es, -ei f. = das Aussehen, Gesicht

	Singular	Plural
Nom.	faci-**es**	faci-**es**
Gen.	faci-**ei**	faci-**erum**

▶ Ausnahmen
di-es, di-ei, di-es, di-erum m. = der Tag
meridi-es, meridi-ei, meridi-es, meridi-erum m. = der Mittag

Beispiele von Substantiven der 5. Deklination (e-Deklination)

c**a**ri-es, cari-**e**i f.	die Fäulnis
d**i**-es, di-**e**i m. !	der Tag
dur**i**ti-es, duriti-**e**i f.	die Härte
f**a**ci-es, faci-**e**i f.	das Aussehen, Gesicht, die Fläche
hirs**u**ti-es, hirsuti-**e**i f.	die übermäßig starke Behaarung
m**a**ci-es, maci-**e**i f.	die Magerkeit
m**e**ridi-es, meridi-**e**i m. !	der Mittag
sc**a**bi-es, scabi-**e**i f.	die Räude, Krätze
sp**e**ci-es, speci-**e**i f.	die Art
superf**i**ci-es, -**e**i, f.	die Oberfläche

III.3 DIE DEKLINATION DER ADJEKTIVE

Adjektive (Eigenschaftswörter) bezeichnen Substantive näher und richten sich in genus, kasus und numerus nach dem Substantiv, zu dem sie treten und werden diesem in der Regel nachgestellt.

Bei der Deklination der Adjektive müssen zwei große Wortfamilien unterschieden werden:

1. Adjektive der a- und o-Deklination auf **-us/-er** (m.), **-a** (f.), **-um** (n.) im Nominativ Singular
2. Adjektive der dritten (gemischten) Deklination, mit zwei oder drei verschiedenen oder einer einheitlichen Endung im Nominativ Singular für alle Genera.

III.3.1 ADJEKTIVE DER a- UND o-DEKLINATION

Die Adjektive der a- und o-Deklination enden je nach Geschlecht des dazugehörigen Substantivs im Nominativ Singular auf -**us**, -**a**, -**um** und folgen dessen Deklination. Wie bei den Substantiven gibt es auch Adjektive mit der Endung -**er** (statt -us), bei denen zu beachten ist, dass das ›e‹ in der Deklination entweder heraus fällt oder erhalten bleibt (siehe auch unter Abschnitt 2.2), wie folgende Beispiele zeigen.

aeger, aegra, aegrum	= der, die, das kranke
asper, aspera, asperum	= der, die, das raue
dexter, dextra, dextrum	= der, die das rechte
lacer, lacera, lacerum	= der, die, das zerrissene
liber, libera, liberum	= der, die, das freie
miser, misera, miserum	= der, die, das elende
niger, nigra, nigrum	= der, die, das schwarze
sinister, sinistra, sinistrum	= der, die, das linke
tener, tenera, tenerum	= der, die, das zarte

Beispiele	Singular			Plural		
	m.	f.	n.	m.	f.	n.
Nominativ	long-**us** aeg-**er** asp-**er**	long-**a** aegr-**a** asper-**a**	long-**um** aegr-**um** asper-**um**	long-**i** aegr-**i** asper-**i**	long-**ae** aegr-**ae** asper-**ae**	long-**a** aegr-**a** asper-**a**
Genitiv	long-**i** aegr-**i** asper-**i**	long-**ae** aegr-**ae** asper-**ae**	long-**i** aegr-**i** asper-**i**	long-**orum** aegr-**orum** asper-**orum**	long-**arum** aegr-**arum** asper-**arum**	long-**orum** aegr-**orum** asper-**orum**

	Singular		
	m.	f.	n.
Nominativ	muscul-**us** long-**us** *der lange Muskel*	ven-**a** cav-**a** *die Hohlvene*	ligament-**um** transvers-**um** *das Querband*
Genitiv	muscul-**i** long-**i** *des langen Muskels*	ven-**ae** cav-**ae** *der Hohlvene*	ligament-**i** transvers-**i** *des Querbandes*
	Plural		
Nominativ	muscul-**i** long-**i** *die langen Muskeln*	ven-**ae** cav-**ae** *die Hohlvenen*	ligament-**a** transvers-**a** *die Querbänder*
Genitiv	muscul-**orum** long-**orum** *der langen Muskeln*	ven-**arum** cav-**arum** *der Hohlvenen*	ligament-**orum** transvers-**orum** *der Querbänder*

Beispiele für Adjektive (-us, -a, -um)

● *Form / Dimension / Quantität / Lage*

alt-us, -a, -um	hoch, tief
ampl-us, -a, -um	umfangreich
ang**u**st-us, -a, -um	eng
can**i**nus, -a, -um	zum Eckzahn gehörig
c**a**v-us, -a, -um	hohl
corn**u**t-us, -a, -um	gehörnt
cr**a**ss-us, -a, -um	dick, stark
ile-us, -a, -um	krumm
l**a**t-us, -a, -um	breit
l**o**ng-us, -a, -um	lang
m**a**gn-us, -a, -um	groß
medi**a**n-us, -a, -um	in der Mitte liegend
m**e**di-us, -a, -um	in der Mitte befindlich, mittlerer
mult**i**fid-us, -a, -um	vielfach aufgespalten
m**u**lt-us, -a, -um	viel, häufig
n**a**n-us, -a, -um	zwergenhaft, von winziger Gestalt
obl**i**qu-us, -a, -um	schräg, schief verlaufend
p**a**rv-us, -a, -um	klein
p**a**uc-us, -a, -um	wenig
pl**a**n-us, -a, -um	platt, eben, flach
pl**e**n-us, -a, -um	voll, angehäuft
pr**i**v-us, -a, -um	für sich bestehend, einzeln, beraubt
r**e**ct-us, -a, -um	gerade
rot**u**nd-us, -a, -um	scheibenrund, rund
saph**e**n-us, -a, -um	verborgen
scal**e**n-us, -a, -um	schief, ungleichseitig, dreieckig
s**i**t-us, -a, -um	gelegen
spl**e**ni-us, -a, -um	wulst, -pflasterförmig
trap**e**zi-us, -a, -um	trapezförmig
t**u**mid-us, -a, -um	geschwollen
v**a**cu-us, -a, -um	leer, luftleer
v**a**lg-us, -a, -um	nach auswärts gedreht, krumm, x-förmig verbogen
v**a**r-us, -a, -um	auseinander gebogen, krumm, o-förmig verbogen
v**a**st-us, -a, -um	weit, leer, sehr groß

● *Qualität / Geschmack / Konsistenz*

acid-us, -a, -um	sauer
ac**u**t-us, -a, -um	scharf, akut
am**a**r-us, -a, -um	bitter
b**o**n-us, -a, -um	gut
c**a**l(i)d-us, -a, -um	warm, heiß
d**e**ns-us, -a, -um	dicht, gehäuft
d**u**r-us, -a, -um	hart
f**i**rm-us, -a, -um	fest, stark
fl**a**ccid-us, -a, -um	schlaff, welk
fl**ui**d-us, -a, -um	flüssig
fr**i**gid-us, -a, -um	kühl, kalt
h**u**mid-us, -a, -um	feucht, naß
iei**u**n-us, -a, -um	nüchtern, leer
l**i**quid-us, -a, -um	flüssig
mell**i**t-us, -a, -um	honigsüß, süß
s**a**ls-us, -a, -um	salzig
s**i**cc-us, -a, -um	trocken
s**o**lid-us, -a, -um	dicht, fest, solide
t**e**pid-us, -a, -um	warm, lau

● *Zustand / Farbe / Verschiedenes*

aegr**o**t-us, -a, -um	krank
alm-us, -a, -um	ernährend
ben**i**gn-us, -a, -um	gütig, gutartig
bl**a**nd-us, -a, -um	zärtlich, schmeichelnd, mild, reizlos
cad**u**c-us, -a, -um	hinfällig, vergänglich
c**ae**c-us, -a, -um (c**oe**c-us, -a, -um)	blind, blind endend
cl**a**r-us, -a, -um	berühmt, hell
d**iu**rn-us, -a, -um	täglich
fec**u**nd-us, -a, -um	fruchtbar
fl**o**rid-us, -a, -um	blühend, voll ausgeprägt, stark entwickelt
f**oe**tid-us, -a, -um	stinkend, übel riechend
gr**a**vid-us, -a, -um	schwanger
hirs**u**t-us, -a, -um	zottig, behaart
l**a**ss-us, -a, -um	matt, müde
l**e**nt-us, -a, -um	lange andauernd, langsam
l**i**vid-us, -a, -um	blaß (bläulich)
l**u**cid-us, -a, -um	hell, leuchtend
mal**i**gn-us, -a, -um	bösartig
m**a**l-us, -a, -um	schlecht, böse, schlimm
mat**e**rn-us, -a, -um	zur Mutter gehörig
mat**u**r-us, -a, -um	reif
m**o**rbid-us, -a, -um	krank, siech
morib**u**nd-us, -a, -um	im Sterben liegend
mort**u**-us, -a, -um	tot
m**u**t-us, -a, -um	stumm
n**o**v-us, -a, -um	neu, neuartig
n**o**xi-us, -a, -um	schädlich
n**u**d-us, -a, -um	nackt, unbekleidet
op**a**c-us, -a, -um	schattig, dunkel, undurchsichtig

perit-us, -a, -um	erfahren
pudend-us, -a, -um	zu den Schamteilen gehörig
pur-us, -a, -um	rein, sauber
putrid-us, -a, -um	faulig, übel riechend
salv-us, -a, -um	gesund, heil
san-us, -a, -um	gesund, unversehrt
secund-us, -a, -um	günstig
sonor-us, -a, -um	tönend, klingend
splendid-us, -a, -um	glänzend, angesehen
spuri-us, -a, -um	falsch, unecht
strab-us, -a, -um	schielend
stult-us, -a, -um	dumm
subit-us, -a, -um	plötzlich
surd-us, -a, -um	taub
tard-us, -a, -um	langsam
torpid-us, -a, -um	regungslos, stumpfsinnig
tranquill-us, -a, -um	ruhig, still
vag-us, -a, -.um	umherschweifend
ver-us, -a, -um	wahr, wahrhaftig
vicin-us, -a, -um	benachbart
vari-us, -a, -um	verschiedenartig
viv-us, -a, -um	lebend, lebendig

III.3.2 ADJEKTIVE DER DRITTEN DEKLINATION

Während die Adjektive der a- und o-Deklination im Nominativ Singular für jedes Geschlecht eine eigene Endung haben, gibt es bei den Adjektiven der dritten Deklination, soweit sie für die medizinische Fachsprache wichtig sind, sowohl Adjektive mit drei Endungen für masculinum, femininum und neutrum im Nominativ Singular, als auch Adjektive mit nur zwei Endungen im Nominativ Singular (d. h. mit einer gemeinsamen Endung im masculinum und femininum und einer eigenen Endung im neutrum) sowie Adjektive die im Nominativ Singular in allen drei Geschlechtern die gleiche Endung besitzen. Die Adjektive der dritten Deklination werden daher in drei Untergruppen eingeteilt.

● **Adjektive mit *drei* unterschiedlichen Endungen**

	masculinum	femininum	neutrum	
	-er	**-is**	**-e**	
Nominativ	cel-er ac-er	celer-is acr-is	celer-e acr-e	der, die, das schnelle der, die, das scharfe

Zumeist wird das e der Endung -er im femininum und im neutrum des Nominativs und des Genitivs im Singular und im Plural ausgestoßen. Ausnahmen bilden *celer, celeris, celere* und *degener, degeneris, degenere.*

● **Adjektive mit *zwei* unterschiedlichen Endungen**

	masculinum	femininum	neutrum	
	-is	**-is**	**-e**	
Nominativ	brev-is	brev-is	brev-e	der, die, das kurze

● **Adjektive mit *gleichen* Endungen**

	masculinum	femininum	neutrum	
	-x, -s, -ns	**-x, -s, -ns**	**-x, -s, -ns**	
Nominativ	tere-s	tere-s	tere-s	der, die , das stilrunde

■ Eine einheitliche Endung im Nominativ Singular besitzen auch Partizipien.
Sie werden aus dem Infinitiv von Verben abgeleitet, wobei der Verbstamm im Nominativ Singular die Endung **-ns** erhält. In seiner Anwendung wird es wie ein Adjektiv behandelt: *perforare, perforo – perfora-ns, -antis =* durchlöchernd, durchbohrend. In der Deklination folgt das Partizip Präsens Aktiv der i-Deklination.

Die Adjektive der dritten Deklination folgen vorwiegend dem Schema der i-Deklination

	Singular			Plural	
	masculinum	femininum	neutrum	m. + f.	n.
Nominativ	**-er** **-is** **-x, -s, -ns**	**-is** **-is** **-x, -s, -ns**	**-e** **-e** **-x, -s, -ns**	**-es**	**-ia**
Genitiv	**-is**	**-is**	**-is**	**-ium**	**-ium**

	masculinum	femininum	neutrum
	Singular		
Nominativ	muscul-**us** brev-**is** muscul-**us** ter-**es**	chord-**a** brev-**is** chord-**a** ter-**es**	ligament-**um** brev-**e** ligament-**um** ter-**es**
Genitiv	muscul-**i** brev-**is** muscul-**i** teret-**is**	chord-**ae** brev-**is** chord-**ae** teret-**is**	ligament-**i** brev-**is** ligament-**i** teret-**is**
	Plural		
Nominativ	muscul-**i** brev-**es** muscul-**i** teret-**es**	chord-**ae** brev-**es** chord-**ae** teret-**es**	ligament-**a** brev-**ia** ligament-**a** teret-**ia**
Genitiv	muscul-**orum** brev-**ium** muscul-**orum** teret-**ium**	chord-**arum** brev-**ium** chord-**arum** teret-**ium**	ligament-**orum** brev-**ium** ligament-**orum** teret-**ium**

▶ Adjektive, die im Nominativ und im Genitiv wie in der konsonantischen Deklination dekliniert werden

	Singular				Plural	
	masculinum	femininum	neutrum		m. + f.	n.
Nominativ	cel-**er** degen-**er** ancep-**s** bicep-**s** quadrup-**es**	celer-**is** degen-**er** ancep-**s** bicep-**s** quadrup-**es**	celer-**e** degen-**er** ancep-**s** bicep-**s** quadrup-**es**	*schnell* *entartet* *doppelköpfig* *zweiköpfig* *vierfüßig*	celer-**es** degener-**es** ancipit-**es** bicipit-**es** quadruped-**es**	celer-**a** degener-**a** ancipit-**a** bicipit-**a** quadruped-**a**
Genitiv	celer-**is** degener-**is** ancipit-**is** bicipit-**is** quadruped-**is**	celer-**is** degener-**is** ancipit-**is** bicipit-**is** quadruped-**is**	celer-**is** degener-**is** ancipit-**is** bicipit-**is** quadruped-**is**		celer-**um** degener-**um** ancipit-**um** bicipit-**um** quadruped-**um**	celer-**um** degener-**um** ancipit-**um** bicipit-**um** quadruped-**um**

P**u**lsus c**e**ler = der schnelle Puls
M**u**sculus tr**i**ceps = der dreiköpfige Muskel

	Singular	Plural
Nominativ	puls-**us** cel-**er** muscul-**us** tricep-**s**	puls-**us** celer-**es** muscul-**i** tricipit-**es**
Genitiv	puls-**us** celer-**is** muscul-**i** tricipit-**is**	pulsu**um** celer-**um** muscul**orum** tricipit-**um**

Beispiele für Adjektive der 3. Deklination

● *mit drei Endungen (m.+f.+n.)*

acer, **a**cris, **a**cre	scharf, stechend, sauer
c**e**ler, -eris, -ere	schnell, rasch
p**u**ter, -ris, -tre	verwest
sal**u**ber, -bris, -bre	gesund, kräftig, heilsam

● *mit zwei Endungen (m.+f.+n.)*

br**e**vis, -e	kurz
diff**i**cilis, -e	schwierig, schwer
d**u**lcis, -e	süß, freundlich
f**a**cilis, -e	leicht
f**o**rtis, -e	stark, kräftig, laut
gr**a**cilis, -e	dünn, schlank, schmal
gr**a**ndis, -e	groß
gr**a**vis, -e	schwer, schwerwiegend, ernst
l**ae**vis, -e	glatt
l**e**nis, -e	sanft, lindernd
m**i**tis, -e	mild (Krankheitsverlauf)
m**o**llis, -e	weich
muli**e**bris, -e	weiblich, die Frau betreffend
omnis, -e	ganz, jeder
ov**a**lis, -e	eiförmig
p**i**nguis, -e	fett, feist, dick
r**u**dis, -e	roh, unentwickelt, verkümmert
subl**i**mis, -e	verdunstend, in der Luft befindlich, oberflächlich
t**e**nuis, -e	dünn, zart
tr**i**stis, -e	betrübt, traurig

● *mit einer Endung (m.+f.+n.)*

abd**u**cens (-**e**ntis = Genitiv)	wegführend
afferens (-**e**ntis)	zu-, hinführend
anceps (-**i**pitis)	doppelköpfig, zweischneidig
asc**e**ndens (-**e**ntis)	aufsteigend
b**i**ceps (-**i**pitis)	zweiköpfig, zweigipflig
c**a**pax (-**a**cis)	geräumig, umfassend
comm**u**nicans (-**a**ntis)	verbindend, vereinigend
d**e**ferens (-**e**ntis)	hinabführend
d**e**gener (-**e**ris)	ausgeartet, entartet
desc**e**ndens (-**e**ntis)	absteigend
efferens (-**e**ntis)	herausführend
f**a**llax (-**a**cis)	trügerisch
f**e**lix (-**i**cis)	glücklich
fl**u**ctuans (-**a**ntis)	fließend, flüchtig, wogend
fr**e**quens (-**e**ntis)	häufig, zahlreich, beschleunigt
f**u**gax (-**a**cis)	flüchtig, rasch, schnell verlaufend
h**e**bes (-**e**tis)	stumpf, schwach
indux (-**u**cis)	auf einen Krankheitsbeginn hinweisend
ingens (-**e**ntis)	gewaltig, überaus groß
m**e**mor (-**o**ris)	eingedenk, mit gutem Gedächtnis begabt
opp**o**nens (-**e**ntis)	entgegen-, gegenüberstellend
par (-**a**ris)	gleich, entsprechend
p**a**rticeps (-ipis)	teilnehmend, beteiligt
p**a**uper (-eris)	arm
p**e**rforans (-**a**ntis)	durchlöchernd, durchbohrend
p**e**rmanens (-**e**ntis)	fortdauernd, dauernd, bleibend
p**o**tens (-**e**ntis)	einer Sache mächtig, beischlaf- und zeugungsfähig
pra**e**cox (-**o**cis)	frühzeitig
pra**e**sens (-**e**ntis)	gegenwärtig
pr**i**nceps (-ipis)	erst, wichtig, hauptsächlich
pr**u**dens (-**e**ntis)	wissentlich, klug
p**u**bes (-eris)	mannbar, erwachsen
qu**a**driceps (-**i**pitis)	vierköpfig
qu**a**drupes (-**e**dis)	vierfüßig
r**e**cens (-**e**ntis)	frisch, neu
rec**i**piens (-i**e**ntis)	aufnehmend, empfangend
rec**u**rrens (-**e**ntis)	wiederkehrend, rückläufig,
r**e**dux (-**u**cis)	auf die beginnende Lösung einer Krankheit hinweisend
s**e**rpens (-**e**ntis)	kriechend, schleichend
s**i**mplex (-**i**cis)	einfach
t**e**res (-**e**tis)	stielrund
tr**i**ceps (-**i**pitis)	dreiköpfig
v**e**hemens (-**e**ntis)	heftig, eindringlich
v**e**tus (-**e**teris)	alt, ehemalig
v**i**gil (-**i**lis)	wach, munter
v**i**vax (-**a**cis)	belebt

III.3.3 DIE KOMPARATION DER ADJEKTIVE

Die Adjektive lassen sich wie im Deutschen in zwei Stufen steigern

Grundstufe = Positiv
1. Stufe = Komparativ
2. Stufe = Superlativ

Beim Komparativ werden an den Wortstamm die Endungen **-ior** (m.+f.) und **-ius** (n.) und beim Superlativ an den Wortstamm die Endungen **-issimus** (m.), **-issima** (f.), **-issimum** (n.) angehängt.

zum Beispiel:

Positiv (Grundform)	lat-**us**	breit
Komparativ	lat-**ior**	breiter
Superlativ	lat-**issimus**	am breitesten

Der Komparativ wird nach der konsonantischen Deklination dekliniert, d. h. alle Geschlechter erhalten im Gen. Plural die Endung **-um** und die neutra im Nom. Plural die Endung **-a.** Der Superlativ dekliniert nach der a- und o-Deklination.

Schema zur Deklination gesteigerter Adjektive

		Singular			Plural		
		m.	f.	n.	m.	f.	n.
Positiv	Nom.	long-**us** brev-**is**	long-**a** brev-**is**	long-**um** brev-**e**	long-**i** brev-**es**	long-**ae** brev-**es**	long-**a** brev-**ia**
	Gen.	long-**i** brev-**is**	long-**ae** brev-**is**	long-**i** brev-**is**	long-**orum** brev-**ium**	long-**arum** brev-**ium**	long-**orum** brev-**ium**
Komparativ	Nom.	long-**ior** brev-**ior**	long-**ior** brev-**ior**	long-**ius** (!) brev-**ius** (!)	long-ior-**es** brev-ior-**es**	long-ior-**es** brev-ior-**es**	long-ior-**a** brev-ior-**a**
	Gen.	long-**ior-is** brev-**ior-is**	long-**ior-is** brev-**ior-is**	long-**ior-is** brev-**ior-is**	long-**ior-um** brev-**ior-um**	long-**ior-um** brev-**ior-um**	long-**ior-um** brev-**ior-um**
Superlativ	Nom.	long-**issim-us** brev-**issim-us**	long-**issim-a** brev-**issim-a**	long-**issim-um** brev-**issim-um**	long-**issim-i** brev-**issim-i**	long-**issim-ae** brev-**issim-ae**	long-**issim-a** brev-**issim-a**
	Gen.	long-**issim-i** brev-**issim-i**	long-**issim-ae** brev-**issim-ae**	long-**issim-i** brev-**issim-i**	long-**issim-orum** brev-**issim-orum**	long-**issim-arum** brev-**issim-arum**	long-**issim-orum** brev-**issim-orum**

Adjektive mit der Endung **-er** im Nominativ Singular verlieren bei der Komparation in der Regel das e aus der Endsilbe

▶ Beim Superlativ folgender Adjektive: miser, miser-a, miser-um = arm; celer, celer-is, celer-e = schnell und pulch-er, pulchr-a, pulchr-um = schön, wird an den Nominativ Singular die Endung **-rimus, -rima, -rimum** angehängt:

Beispiel: pulch-er, pulchr-a, pulchr-um = schön
pulchr-**ior**, pulchr-**ior**, pulchr-**ius** = schöner
pulcher-**rim-us**, pulcher-**rim-a**, pulcher-**rim-um** = am schönsten

■ Adjektive die unregelmäßig gesteigert werden

Es gibt einige für die medizinische Terminologie wichtige Adjektive die unregelmäßig gesteigert werden:

	magnus, -a, -um	= groß
Komp.	maior, maior, maius	= größer
Superl.	maximus, maxima, maximum	= am größten

	parvus, -a, -um	= klein
Komp.	minor, minor, minus	= kleiner
Superl.	minimus, minima, minimum	= am kleinsten

	bonus, -a, -um	= gut
Komp.	melior, melior, melius	= besser
Superl.	optimus, optima, optimum	= am besten

	malus, -a, -um	= schlecht
Komp.	peior, peior, peius	= schlechter
Superl.	pessimus, pessima, pessimum	= am schlechtesten

■ Einige unregelmäßig gesteigerte Adjektive, die für anatomische Lagebezeichnungen von Bedeutung sind, werden durch Komparative bezeichnet, die von Präpositionen bzw. Adverbien abgeleitet werden:

	ante	= vor
Komp.	anter-ior, -ior, -ius	= der, die, das vordere, weiter vorn gelegene

	post	= hinter
Komp.	poster-ior, -ior, -ius	= der, die, das hintere, weiter hinten gelegene
Superl.	postrem-us, -a, -um	= der, die, das hinterste, letzte

	infra	= unten befindlich, unterhalb
Komp.	inferior, -ior, -ius	= der, die, das untere, weiter unten gelegene
Superl.	infim-us, -a, -um	= der, die, das unterste

	supra	= oben befindlich, oberhalb
Komp.	super-ior, -ior, -ius	= der, die, das obere, weiter oben gelegene
Superl.	suprem-us, -a, -um	= der, die, das oberste
	summ-us, -a, -um	= der, die das höchste

	intra	= innerhalb
Komp.	inter-ior, -ior, -ius	= der, die das innere, weiter innen gelegene
Superl.	intim-us, -a, -um	= der, die, das innerste

	extra	= außerhalb
Komp.	exter-ior, -ior, -ius	= der, die, das äußere
Superl.	extrem-us, -a, -um	= der, die, das äußerste

	ultra	= jenseits
Komp.	ulter-ior, -ior, -ius	= der, die, das jenseitige
Superl.	ultim-us, -a, -um	= der, die, das letzte

	prope	= nahe
Komp.	prop-ior, -ior, -ius	= der, die, das nähere
Superl.	proxim-us, -a, -um	= der, die, das nächste

KAPITEL IV

SUFFIXE UND PRÄFIXE

IV.1 SUFFIXE

Suffixe (sub-figere, subfigo = anheften) verändern die Bedeutung eines Begriffs, in dem sie an den Wortstamm angehängt werden (siehe II. 3). Sie können griechischer oder lateinischer Herkunft sein und lassen sich in Adjektiv- und Substantivsuffixe einteilen.

membranac**e**us	= dünnhäutig, membranartig
*membr**a**na, -ae f.*	= *die dünne Haut*
+ -**aceus**, -**a**, -**um**	= die stoffliche Ähnlichkeit, -artig
parodont**i**tis	= die Zahnbettentzündung
*parod**o**ntium, -i m.*	= *das neben dem Zahn gelegene Gewebe*
+ -**itis**, -**itidis** f.	= die Entzündung

IV.1.1 ADJEKTIVSUFFIXE

Adjektivsuffixe dienen dazu, aus Substantiven und Verben Adjektive zu bilden und näher zu bestimmen.

cune**a**tus	= keilförmig/gekeilt
*c**u**neus, -i m.*	= *der Keil*
+ -**atus**, -**a**, - **um**	= formähnlich, versehen mit…
guttur**a**lis	= zum Rachen gehörig
*g**u**ttur, -is n.*	= *der Rachen (die Kehle)*
+ -**alis**, -**e**	= die (topographische) Zugehörigkeit, Formähnlichkeit

IV.1.2 GRIECHISCHE UND LATEINISCHE ADJEKTIVSUFFIXE

-alis, -e / -aris, -e / -arius, -a, -um (lat.)
a) allgemeine und topographische Zugehörigkeit
b) auch im Sinne von Formähnlichkeit

ren**a**lis, -e	= die Niere(n) betreffend
*r**e**n, -is m.*	= *die Niere*
sphenoid**a**lis, -e	= keilförmig, zum Keilbein gehörig
*sph**e**n, spheno**s** m. (gr.)*	= *der Keil*
cerebell**a**ris, -e	= zum Kleinhirn gehörig, das Kleinhirn betreffend
*cer**e**bellum, -i n.*	= *das Kleinhirn*
coron**a**rius, -a, -um	= kranzförmig
*cor**o**na, -ae f.*	= *der Kranz*

-eus, -a, -um (lat.) topographische Zugehörigkeit

mening**e**us, -a, -um	= zur Hirnhaut gehörig
*m**e**ninx, -ngis f.*	= *die Hirnhaut*
Art**e**ria mening**e**a m**e**dia	= die mittlere Hirnhautarterie

-ensis, -e (lat.) topographische Zugehörigkeit

for**e**nsis, -e	= zum Gericht gehörig, gerichtlich
*f**o**rum, i n.*	= *der Markt, der Gerichtsplatz*

-icus, -a, -um / -acus, -a, -um (gr.)
a) Zugehörigkeit (topographisch)
b) Formähnlichkeit

ac**u**sticus, -a, -um	= zum Hören befähigt
*akou**e**in, ako**u**o (gr.)*	= *hören*
c**y**sticus, -a, -um	= zur Harnblase gehörig
*c**y**stis, -is f.*	= *die Blase*
zygom**a**ticus, -a, -um	= jochförmig
*zyg**o**n, -ou n. (gr.)*	= *das Joch*

-inus, -a, -um (lat.)
a) Zugehörigkeit (topographisch)
b) stoffliche Ähnlichkeit
c) Formähnlichkeit

palat**i**nus, -a, -um	= zum Gaumen gehörig
*pal**a**tum, -i n.*	= *der Gaumen*
Os palat**i**num	= das Gaumenbein
adamant**i**nus, -a, -um	= stahlartig, stählern
***a**damas, -antis f.*	= *der Stahl*
Subst**a**ntia adam**a**ntina	= der Zahnschmelz (wörtl. stählerne Substanz, so hart wie Stahl bzw. Diamant)
trich**i**nus, -a, -um	= haarförmig
*thr**i**x, trich**o**s f. (gr.)*	= *das Haar*

-formis, -e (lat.)
Formähnlichkeit (geformt wie, -förmig)

piriformis, -e	= birnenförmig
pirum, -i n.	= *die Birne*
Recessus piriformis	= birnenförmige Ausbuchtung in der Nähe des Kehlkopfeingangs

-(o)ideus, -a, -um (gr.)
Formähnlichkeit (geformt wie, -förmig)

rhomboideus, -a, -um	= rautenförmig
rhombus, -i m.	= *die Raute*
Musculus rhomboideus	= der rautenförmige Muskel

-atus, -a, -um (lat.)
a) versehen mit
b) Formähnlichkeit (-artig)

capitatus, -a, -um	= mit einem Kopf versehen
caput, -itis n.	= *der Kopf*
Os capitatum	= das Kopfbein
serratus, -a, -um	= sägeförmig, gezackt, gezähnt
serra, -ae f.	= *die Säge*
Musculus serratus	= der sägeförmige Muskel

-(ac)eus, -a, -um (lat.)
stoffliche oder farbliche Ähnlichkeit (-artig)

cutaneus, -a, -um	= zur Haut gehörig
cutis, -is f.	= *die Haut*
membranaceus, -a, -um	= häutig
membrana, -ae f.	= *die dünne Haut*
Lamina membranacea	= die häutige Gewebeschicht

-fer(us), -a, -um (lat.) Hervorbringung, führend, tragend

sudorifer, -a, -um	= schweißtreibend
sudor, -oris m.	= *der Schweiß*
Glandula sudorifera	= die schweißtreibende Drüse

-gen (gr.) aus…entstanden, durch…verursacht

pathogen	= Krankheit hervorrufend, erregend
pathos, pathous n. (gr.)	= *das Leiden, die Krankheit*

-orius, -a, -um (lat.) Fähigkeit

olfactorius, -a, -um	= der Geruchsempfindung dienend
olfactus, -us m.	= *der Geruchssinn*
Nervus olfactorius	= der Riechnerv

-ivus, -a, -um (lat.) a) Fähigkeit b) Vorgang

sedativus, -a, -um	= beruhigend
sedare, sedo	= *beruhigen*
auditivus, -a, -um	= das Gehör betreffend, hörend
auditus, -us m.	= *das Gehör, Hörvermögen*

-lentus, -a, -um (lat.) Fülle

sanguinolentus, -a, -um	= reich an Blut, blutig
sanguis, -inis m.	= *das Blut*

-osus, -a, -um (lat.) Fülle

adiposus, -a, -um	= reich an Fett
adeps, adipis m./f.	= *das Fett*

-phil (gr.) Neigung zu

lipophil	= fettliebend (fettlöslich)
lipos, lipous n. (gr.)	= *das Fett*

-phob (gr.) Abneigung

hydrophob	= wasserabstoßend, -abweisend
hydor, hydatos n. (gr.)	= *das Wasser*

-trop (gr.) Hinwendung zu, Wirkung auf

chronotrop	= die Zeit (Geschwindigkeit) beeinflussend
chronos, -ou m. (gr.)	= *die Zeit*

-zid (gr.) vernichtend

virozid	= die Vermehrung von Viren hemmend (aus *vir-orum*, dem Genitiv pl. von *virus*, gebildet)
virus, -i n.	*das Gift*

IV.1.3 SUBSTANTIVSUFFIXE

-ia, -iae f. (lat.) / dt. **-ie**
a) krankhafter Zustand b) allgemein qualitativer Zustand
c) Tätigkeiten d) Wissensgebiete

Myalgie	= Muskelschmerz
mys, myos m. (gr.)	= *der Muskel*
algos, algous n. (gr.)	= *der Schmerz*
Eutrophie	= guter Ernährungszustand
trophe f. (gr.)	= *die Ernährung, Nahrung*
Laparoskopie	= Bauchhöhlenspiegelung
lapara, lapares f. (gr.)	= *die Bauchhöhle, Weichen*
skopia, skopias f. (gr.)	= *das Spähen, Schauen*
Kariologie	= die Lehre von der Zahnfäule
caries, -ei f.	= *die Zahnfäule / der Knochenfraß*

iasis, -iasis f. (gr.) krankhafter Zustand

Elephantiasis	= die Verdickung der Haut und des Unterhautgewebes (durch Lymphstauung)
elephantus, -i m.	= *der Elefant*
Cholelithiasis	= Gallensteinleiden
chole, choles f. (gr.)	= *die Galle*
lithos, lithou m./f. (gr.)	= *der Stein*

-io, -ionis f. (lat.) / dt. **-ion** Vorgang und Tätigkeit

salivatio, -onis	= die Speichelproduktion
saliva, -ae f.	= *der Speichel*
Resektion	= Zurückschneiden, Entfernung von Organteilen
resectio, -ionis f.	= *das Zurückschneiden*

-itis, -itidis f. (gr.) Entzündung

Appendizitis	= die Wurmfortsatzentzündung, die »Blinddarmentzündung«
appendix, -icis f.	= *der Wurmfortsatz, das Anhangsgebilde*
Gingivitis	= die Zahnfleischentzündung
gingiva, -ae f.	= *das Zahnfleisch*

-oma, -omatis n. (gr.) / dt. **-om**
Geschwulstbildung, Schwellung

Adenom	= die Drüsengeschwulst
aden, adenos m./f. (gr.)	= *die Drüse*
Hämatom	= der Bluterguss
haima, haimatos n. (gr.)	= *das Blut*

-or, -oris m. (lat.)
Handlungsträger, krankhafter Zustand

Musculus levator	= der Hebemuskel
musculus, -i m.	= *der Muskel*
levator, -oris m.	= *der Heber*
Tremor	= das (Muskel-)Zittern
tremare, tremo	= *zittern*

-osis, -osis f. (gr.) / **-ose** (dt.)
a) krankhafter (chronischer bzw. degenerativer Zustand)
b) biologische Vorgänge
c) Zucker in der organischen Chemie

Arthrose	= die degenerative Gelenkerkrankung
arthron, arthrou n. (gr.)	= *das Gelenk*
Mitose	= die Zellteilung
mitos, mitou m. (gr.)	= *der Faden*
Fructose	= der Fruchtzucker
fructus, -us m.	= *die Frucht*

▶ **-ase** bezeichnet in der Biochemie die Enzyme (Fermente) bzw. die damit verbundenen Vorgänge, bzw. Ergebnisse:

Lipase	= fettspaltendes Enzym
lipos, lipous n. (gr.)	= *das Fett, Schmalz*

IV.1.3.1 DIMINUTIVE

Diminutive sind Verkleinerungsformen wie im Deutschen *-lein* und *-chen*. Sie werden durch lateinische Substantivsuffixe gebildet und richten sich nach dem Geschlecht des zu verkleinernden Substantivs. Sie folgen der a- und o-Deklination.

-ulus, -i m.; **-ula, -ae** f.; **-ulum, -i** n.

nodulus, -i m.	= das Knötchen
nodus, -i m.	= *der Knoten*

-culus, -i m.; **-cula, -ae** f.; **-culum, -i** n.

auricula, -ae f.	= das Öhrchen, das Ohrläppchen
auris, -is f.	= *das Ohr*

-ellus, -i m.; **-ella, -ae** f.; **-ellum, -i** n.

cerebellum, -i n.	= das Kleinhirn
cerebrum, -i n.	= *das Gehirn*

-illus, -i m.; **-illa, -ae** f.; **-illum, -i** n.

pupilla, -ae f.	= die Pupille, das Püppchen
pupa, -ae f.	= *die Puppe*

-olus, -i m.; **-ola, -ae** f.; **-olum, -i** n.

nucleolus, -i m.	= der kleine Kern
nucleus, -i m.	= *der Kern*

IV.2 PRÄFIXE

Präfixe sind Vorsilben, die sich aus Präpositionen, Adjektiven, Adverbien und Zahlwörtern ableiten. Sie werden dem Wortstamm (Substantiv oder Adjektiv) vorangestellt und dienen seiner Bedeutungsspezifizierung bzw. -modifizierung. So zeigen bei *Endo*toxin-*Ekto*toxin die Präfixe *endo*- und *ekto*- den Ort der Giftbildung an. *Endo*- weist darauf hin, dass das Gift *innerhalb* von Bakterien gebildet wird und *ekto*-, dass das Gift nach außen abgegeben wird. Präpositionen können allerdings auch selbstständig stehen, *pro usu medici* (= für den Gebrauch des Mediziners).

● In der Anwendung ist folgendes zu beachten:
Die Endkonsonanten einiger lateinischer Präfixe werden dem jeweiligen Anfangsbuchstaben des darauf folgenden Wortes angeglichen. Man spricht in diesem Fall von Assimilation (Angleichung).

assimilare = angleichen
ad + simil**a**re, s**i**milo (gleichen)

collateralis = seitlich benachbart
con + later**a**lis (seitlich)

Immunität = Unempfindlichkeit gegen Krankheitserreger
in + mun**i**re, m**u**nio (etwas schützen, eine Mauer errichten)

opponere = entgegenstellen
ob + p**o**nere, p**o**no (ablegen, aufstellen, legen, setzen)

pellucidus = durchscheinend
per + l**u**cidus (leuchtend hell)

suppuratio = die Eiterung
sub + pur**a**re, p**u**ro (eitern)

● Die Präfixe, die auf einen Vokal enden und auf ein Wort treffen, das mit einem Vokal oder einem *h* (Halbvokal) beginnt, stoßen ihren Endvokal zumeist aus.

Antagonismus = die Gegenwirkung
anti + **a**gon, **a**gonos m. (gr., der Wettkampf)

Diurese = die Harnausscheidung
dia + ur**ei**n, ur**e**o (gr., harnen)

▶ Eine Ausnahme bilden allerdings *hemi, peri* und *pro*.

Hemianopsia = die Halbseitenblindheit
hemi + **an** + **o**ps, **o**pos f. (gr., das Auge)

periodontosis, -is f. = degenerative Erkrankung des Zahnhalteapparates
peri + od**o**us, od**o**ntos m. (gr., Zahn) + -osis (Suffix, degenerative Erkrankung)

● In einigen Fällen wird zwischen zwei aufeinander stoßenden Vokalen ein Konsonant eingefügt.

anosmia, -ae f. = der Verlust des Geruchsinns, ohne Geruchssinn
an + **o**sme, **o**smes f. (gr., der Geruch)

Ebenso wird, wenn de- auf ein vokalisch anlautendes Wort trifft, s als Gleitkonsonant eingeschoben.

Desinfektion = die Entkeimung
de + inf**i**cere, inf**i**cio (einbringen)

▶ Außerdem ist zu beachten:

Anämie = die Blutarmut
an + h**ai**ma, h**ai**matos (n. gr. das Blut)

coitus, -us m. = der Beischlaf, Koitus, das Zusammenkommen,
cum + **i**re, **e**o (gehen)

IV.2.1 GRIECHISCHE UND LATEINISCHE PRÄFIXE

Die Beispiele werden in der lateinischen, latinisierten oder der eingedeutschten Form angegeben. Die Termini aus dem klinischen Bereich werden häufig »eingedeutscht« und enden auf -ie, wohingegen die anatomischen Termini ihre lateinische Endung behalten.

a-, an- (gr.) ohne, Fehlen von, Mangel an, das Gegenteil bezeichnend

Anäm**i**e	= der Mangel an Blutfarbstoff, die Blutarmut (s. oben)
Analg**e**tikum	= das schmerzstillende Mittel
__a__lgos, __a__lgous n. (gr.)	= *der Schmerz*
Amnesie	= die Gedächtnislücke
mn__e__sis, mn__e__seos f. (gr.)	= *die Erinnerung, das Gedächtnis*

ab-, abs- (lat.) von … weg

abd**u**ctio, -onis f.	= das Abspreizen
d__u__cere, d__u__co	= *führen*
abl**a**tio, -onis f.	= die Amputation

▶ *ab-* wird zu *abs-* wenn der nachfolgende Buchstabe ein *c*, *q* oder *t* ist – ab-cessus wird zu abscessus = der Abszess

ad- (lat.) hinzu, an etwas heran

add**u**ctio, -onis f.	= das Heranführen
add__u__cere, add__u__co	= *heranführen*
app**e**ndix, -icis f.	= das Anhängsel
p__e__ndere, p__e__ndo	= *hängen*

amphi- (gr.) beidseits

amphicr**a**nia, -ae f.	= der Kopfschmerz in beiden Hälften des Kopfes
cr__a__nium, -i n.	= *der Schädel*

ana- (gr.) auf, hinauf, auf etwas hin

Anamn**e**se	= Vorgeschichte des Patienten, aus der Vergangenheit auf die Gegenwart hin (s. Amnesie)

ante- (lat.) vor, nach, vorn

antefl**e**xio, -onis f.	= die Beugung nach vorn
fl__e__ctere, fl__e__cto	= *beugen*

anti- (gr.) gegen

Antipyr**e**ticum	= fiebersenkendes Mittel
p__y__r, p__y__ros n. (gr.)	= *das Feuer*

apo- (gr.) von etwas weg

Apoph**y**se	= der Knochenfortsatz (Wuchs vom Knochen weg)
ph__y__sis, ph__y__seos f. (gr.)	= *das Wachstum*

circum- (lat.) um etwas herum

circumc**i**sio, -onis f.	= die Umschneidung, Beschneidung
c__e__dere, c__e__do	= *schneiden*

com-, con-, cum (lat). mit

cong**e**nitus, -a, -um	= angeboren
gener__a__re, g__e__nero	= *zeugen, erschaffen*

Für die Verbesserung der Aussprache wandelt sich *com-* oft in *con-*. Außerdem assimiliert *com-* gern mit dem ersten Buchstaben des folgenden Wortes.

contra (lat.) gegen (siehe **kontra-**)

de-, dis- (lat.) un-, nicht, herab, von etwas weg

Desorientierung	= ohne Orientierung
Depression	= die Herabdrückung
pr__e__ssus, -a, -um	= *gedrängt, gedrückt*
Deformation	= die Veränderung d. norm. Form
f__o__rma, -ae f.	= *die Gestalt, Form*
Distorsion	= die Verdrehung
t__o__rsio, -onis f.	= *die Drehung, Achsdrehung*

dia- (gr.) durch, hindurch, auseinander, zwischen

Dialyse	= die Trennung verschiedener Stoffe
l__y__sis, l__y__seos f. (gr.)	= *die Lösung*
Diarrhoe	= der Durchfall
rh__oe__, rh__oe__s f. (gr.)	= *der Fluss*
Diaphyse	= der Zwischenwuchs (s. Apophyse)

dys- (gr.) miss-

Dyspepsia	= die Verdauungsstörung
pept__ei__n, p__e__pto	= *kochen, verdauen*
Dyspnoe	= die Atemnot
pn__eu__ma, -atos n. (gr.)	= *der Atem, die Luft*

e-, ex- (lat.) aus, heraus

Eradizieren	= entwurzeln
r__a__dix, -icis f.	= *die Wurzel*
excav**a**tio, -tionis f.	= die Aushöhlung
c__a__vum, -i n.	= *die Höhlung, der Körperhohlraum*

ek- (gr.) aus

Ektasie = die Ausdehnung, die Erweiterung
*t**ei**nein, t**ei**no (gr.)* = *spannen, ausdehnen*

ekto-, exo- (gr.) außerhalb

Ektoplasma = die äußere Plasmaschicht
*pl**a**sma,*
*pl**a**smatos n. (gr.)* = *das Gebilde*
exog**e**n = von außen hervorgerufen
*gener**a**re, g**e**nero* = *zeugen, erschaffen*

em-, en- (gr.) in-, ein-, innerhalb

Embryo = das Ungeborene / innen wachsend
*br**y**ein, br**y**o (gr.)* = *sprossen, keimen*
enchondr**a**lis,-e = im Knorpel gelegen
*ch**o**ndros,*
*ch**o**ndrou m. (gr.)* = *der Knorpel*

endo-, ento- (gr.) innen, innerhalb

Endokard = die Herzinnenhaut
*c**a**rdia, -ae f.* = *das Herz, der obere Magenmund*

epi- (gr.) darauf, auf, über, oberhalb

epid**e**rmis, -idis f. = die Oberhaut
*d**e**rma, -matos n. (gr.)* = *die Haut*

eu- (gr.) gut

Eupnoe = die normale Atemtätigkeit (s. Dyspnoe)
eurythm**i**a, -ae f. = die regelmäßige, gute Pulsfolge
*rythm**o**s,*
*rythm**ou** m. (gr.)* = *der Takt, gleichmäßige Bewegung*

extra- (lat.) außerhalb

Extrauteringravidität = die Schwangerschaft außerhalb der Gebärmutter
__u__terus, -i m. = *die Gebärmutter*
*gr**a**vidus, -a, -um* = *schwanger*

hemi- (gr.) halb

Hemikranie = der einseitige Kopfschmerz
*cr**a**nium, -i n.* = *der Schädel*

hyper- (gr.) oberhalb (örtlich), übermäßig, über

Hypertonie = der Bluthochdruck
*t**o**nus, -i m.* = *der Druck*

hypo- (gr.) unter, unterhalb (örtlich), zu wenig

Hypophyse = der untere Hirnanhang, die Hirnanhangsdrüse (s. Apophyse)
Hypotonie = der niedrige Blutdruck (s. Hypertonie)

in- (lat.) in, hinein, un-, nicht, das Gegenteil bezeichnend

Intubation = die Einführung einer Röhre in den Kehlkopf
*t**u**bus, -i m.* = *die Röhre*

infra- (lat.) unterhalb

infraorbit**a**lis, -e = unterhalb der Augenhöhle
__o__rbita, -ae f. = *die Augenhöhle*

inter- (lat.) zwischen

intercost**a**lis, -e = zwischen den Rippen
*c**o**sta, -ae f.* = *die Rippe*

intra- (lat.) innen, innerhalb, während

intramur**a**lis, -e = in der Wand eines Organs gelegen
*m**u**rus, -i m.* = *die Mauer, Wand*

kata- (gr.) ab, hinab

Katarrh = die Erkältung (mit abfließendem Schleim), hindurch fließend (s. rhoe bei Diarrhoe)

kontra-, contra- (lat.) gegen, entgegen

Kontraindikation = die Gegenanzeige
*indic**a**tio, -onis f.* = *die Anzeige, Heilanzeige*
contralater**a**lis, -e = auf der gegenüber liegenden Seite
*l**a**tus, -eris n.* = *die Seite*

meso- (gr.) mitten, zwischen, mittel-

mesog**a**strium, -i n. = der mittlere Bauchbereich
*g**a**ster, gastr**o**s f. (gr.)* = *der Bauch, Magen*

meta- (gr.) nach, hinter, folgend (örtlich und zeitlich), einen Wechsel bezeichnend

Metaplasie = die Umwandlung einer Gewebsart in eine andere verwandte
*pl**a**ttein, pl**a**tto (gr.)* = *bilden, formen, gestalten*
Metastase = die Tochter-(geschwulst)-bildung
*st**a**sis, st**a**seos f. (gr.)* = *die Absiedlung, Stauung, der Stillstand*

ob- (lat.) gegen (Assimilation u. a. zu *op-* möglich)

obtur**a**tor, -oris m.	= der Verstopfer
*obtur**a**re, obt**u**ro*	= *verstopfen*
Opposition	= die Entgegenstellung
*pos**i**tio, -**i**onis f.*	= *die Lage*

Semantisch unterscheiden sich *contra-* und *ob-* indem das letztere den örtlichen Bezug herstellt, z.B. stellt sich eine Sache einer anderen entgegen

para- (gr.) neben, entgegen

Paradox	= entgegen der allg. Meinung
*d**o**xa, d**o**xes f. (gr.)*	= *die Meinung*
Parodontose	= die Erkrankung dessen, was neben den Zähnen liegt (Zahnfleisch)
*od**o**us, od**o**ntos m. (gr.)*	= *der Zahn*

per- (lat.) durch, hindurch

perkutan	= durch die Haut
*c**u**tis, -is f.*	= *die Haut*

peri- (gr.) um etwas herum

Perikard	= der Herzbeutel (s. Endokard)

post- (lat.) nach, hinter

postmort**a**lis,-e	= nach dem Tod
*m**o**rs, -tis f.*	= *der Tod*
postcentr**a**lis, -e	= hinter den Zentralwindungen des Gehirns durchlaufend
*c**e**ntrum, -i n.*	= *die Mitte, der Mittelpunkt*

prae- (lat.) vor, vorher

präkordial	= Bereich vor dem Herzen
*c**o**r, -dis n.*	= *das Herz*
praes**e**nium, -i n.	= der Zeitraum vor Beginn des Greisenalters
*s**e**nis, -is m.*	= *der Greis*

pro- (lat. u. gr.) vor, für

Prostata	= die Vorsteherdrüse
*st**a**re, st**o***	= *stehen*
pro **u**su m**e**dici	= für den Gebrauch des Mediziners

proso- (gr.) vorwärts

Prosodontie	= das Vorstehen der Zähne (siehe Parodontose)

re- (lat.) zurück, wieder, wider

refl**e**xio, -onis f.	= das Zurückbeugen (s. anteflexio)
Resistenz	= die Widerstandsfähigkeit
*res**i**stere, res**i**sto*	= *widerstehen*
recid**i**vus, -a, -um	= wiederkehrend, rückfällig
*c**a**dere, c**a**do*	= *fallen*

retro- (lat.) rück(wärts), hinter

retrostern**a**lis, -e	= hinter dem Brustbein
*st**e**rnum, -i n.*	= *das Brustbein*
retrofl**e**xio, -onis f.	= die Abknickung nach hinten (s. anteflexio)

sub-, sup- (lat.) unterhalb, unter der Norm, unter

subkutan	= unter der Haut (s. perkutan)
Subazidität	= geringe, verminderte Magensäurebildung
***a**cidus, -a, -um*	= *sauer*
sublingual	= unter der Zunge liegend
*l**i**ngua, -ae f.*	= *die Zunge*
Suppression	= die Unterdrückung (s. Depression)

super- (lat.) darüber, über der Norm

superc**i**lium, -i n.	= die Augenbraue
*c**i**lium, i n.*	= *die Wimper*
Superazidität	= vermehrte Magensäurebildung (s. Subazidität)

supra- (lat.) oberhalb

suprare**na**lis, -e	= oberhalb der Niere liegend
*r**e**n, -is m.*	= *die Niere*

sym-, syn- (gr.) mit, zusammen

symp**a**thicus, -a, -um	= die Mitempfindung betreffend
*p**a**thos, p**a**thous n. (gr.)*	= *das Leiden, die Krankheit, Empfindung*
Synergie	= die Zusammenarbeit
***e**rgon, **e**rgou n. (gr.)*	= *die Tat, Arbeit, Handlung, das Werk*

trans- (lat.) hinüber, hindurch

Transfusion	= die Übertragung
*f**u**sio, fusi**o**nis f.*	= *das Gießen, Verschmelzen, Fließen*

ultra- (lat.) jenseits

ultraviolett	= jenseits des violetten Lichtes liegende Lichtwellen
*viol**a**ceus, -a, um*	= *violett*

K A P I T E L V

DIE LATEINISCH-GRIECHISCHEN FARB- UND ZAHLENBEZEICHNUNGEN

V.1 FARBBEZEICHNUNGEN

Die Farbbezeichnungen in der medizinischen Fachsprache sind sowohl griechischen als auch lateinischen Ursprungs. Während die lateinischen Farbbezeichnungen meistens adjektivisch in der Makroanatomie angewandt werden (*Corpus luteum* = der Gelbkörper), erscheinen die griechischen eher im klinischen Bereich zur Benennung von Krankheiten, die durch auffällige Verfärbungen gekennzeichnet sind (*Chlorodontie* = krankhafte grünliche Verfärbung der Zähne). Ebenso kommen in der Symptombeschreibung, insbesondere in der Dermatologie (*Melasma* = Hautveränderung mit Schwarzfärbung), häufig Farbbebezeichnungen vor.

Nicht immer ist eindeutig nachzuvollziehen, welche Farbnuance sich unter den jeweils tradierten Begriffen verbirgt. Dies hängt vor allem mit dem kulturbedingten Farbverständnis zusammen (Bekannterweise wird im Polarkreis eine breite Palette von Weißtönen unterschieden!). Die Mehrdeutigkeit zahlreicher griechisch-lateinischer Farbbegriffe spiegelt sich auch in den variierenden deutschen Übersetzungen wieder. So wird beispielsweise *chloros* mit blassgrün, grüngelb, gelbgrün oder auch grün übersetzt.

Farbe	chr**o**ma, chr**o**matos n. (gr.) / c**o**lor, -is m.		
weiß, hell, weißlich	leuk**o**s (gr.)	Leukozyten	= weiße Blutkörperchen
	albus, -a, -um	Subst**a**ntia **a**lba	= weiße Substanz von Gehirn und Rückenmark
	c**a**ndidus, -a, -um	Candida	= weißer Sprosspilz
weißlich	albug**i**neus, -a, -um	Albugo	= weißliche Trübung der Augenhornhaut
w. schimmernd	**a**lbicans, -**a**ntis	C**a**ndida **a**lbicans	= weißer Sprosspilz, der weißlich schimmernde Beläge erzeugt
bleich/blass	p**a**llidus, -a, -um	Gl**o**bus p**a**llidus	= die blasse Zellgruppe im Gehirn
elfenbeinfarben	eb**u**rneus, -a, -um	Subst**a**ntia eb**u**rnea	= das Zahnbein
grau	poli**o**s (gr.)	Polioenzephalitis (Poliomyelitis)	= die Entzündung der grauen Rückenmarkssubstanz (Kinderlähmung)
	gr**i**seus, -a, -um	Subst**a**ntia gr**i**sea	= die graue Substanz im Rückenmark
	c**a**nus, -a, -um	can**i**ties, -ei f.	= das Ergrauen der Haare
aschgrau	cin**e**reus, -a, -um	Str**a**tum cin**e**reum	= die graue Gewebsschicht im Gehirn
silbern	**a**rgyros (gr.)	Argyrose	= die Silberablagerung in der Haut
	arg**e**nteus, -a, -um	Potent**i**lla arg**e**ntea	= das Silber-Fingerkraut
schwarz, dunkel	m**e**las, m**e**laina, m**e**lan (gr.)	Melanin	= schwarzes Pigment (z.B. Haut und Haare)
	am**au**ros (gr.)	Amaurose	= verschiedene Formen völliger Erblindung (Schwarzer Star)
	n**i**ger, n**i**gra, n**i**grum	Subst**a**ntia n**i**gra	= schwarze Substanz (pigmenthaltiger Bezirk im Mittelhirn)
	ater, **a**tra, **a**trum	B**i**lis **a**tra	= die schwarze Galle
blau, bläulich, blaugrau	ky**a**neos (gr.)	Zyanose	= bläuliche Verfärbung der Haut
	l**i**vidus, -a, -um	Livores	= dunkelblaue (blauviolette) Leichenflecken
	caer**u**leus, -a, -um	Locus caeruleus	= bläuliche Zellgruppe im Gehirn

grün, grünlich, blassgrün, gelbgrün	chlor**o**s (gr.)	Chlorodontie	= krankhafte grünliche Verfärbung der Zähne
		Chlorose	= die »Bleichsucht« (Blutarmut)
	v**i**ridis, -e	Streptoc**o**ccus v**i**ridans	= ein Bakterium, das grüne Kulturen bildet
grünlichblau	glauk**o**s (gr.)	Glaukosurie	= Ausscheidung von grünlich gefärbtem Harn
		Glaukom	= »grüner Star«, bläuliche Haut über der Linse (Augenkrankheit infolge Erhöhung des Augeninnendrucks)
gelb, gelblich	kirrh**o**s (gr.)	Zirrhose	= narbige (Leber-) Schrumpfung
	xanth**o**s (gr.)	Xanthom	= gutartige gelbe Hautgeschwulst
	fl**a**vus, -a, -um	Ligam**e**nta fl**a**va	= gelbe Bänder zwischen den Wirbelbögen
	l**u**teus, -a, -um	C**o**rpus l**u**teum	= der Gelbkörper im Ovar
blassgelb	ochr**o**s (gr.)	Ochronose	= Krankheit mit Verfärbung von Knorpelgewebe und Sehnen
gold(en)	chryse**o**s (gr.)	Chrysosis	= der Goldausschlag
	aureus, -a, -um	Staphyloc**o**ccus **au**reus	= Bakterium, das goldgelbe Kulturen bildet
braun dunkelbraun	phai**o**s (gr.)	Phaeoderm	= Braunfärbung der Hornhaut bzw. der Haut
	f**u**scus, -a, -um	Fuszin	= braunes Pigment
rot, rötlich	erythr**o**s (gr.)	Erythrozyten	= rote Blutkörperchen
	r**u**ber, rubra, rubrum	Med**u**lla **o**ssium r**u**bra	= rotes Knochenmark
purpurrot	porph**y**reos (gr.)	Porphyropsin	= Purpurfarbstoff der Augennetzhaut
	purp**u**reus, -a, -um	P**u**rpura sen**i**lis	= kleinflächige Hautrötungen bei alten Menschen (Altersblutfleckenkrankheit)
feuerrot	pyrrh**o**s (gr.)	Pyrrol	= stickstoffhaltiger Heteroaromat; Porphyrine sind aus Pyrrol-Ringen aufgebaut
	fl**a**mmeus, -a, -um	Na**e**vus fl**a**mmeus	= das Feuermal
rosa	rh**o**deos (gr.)	Rhodopsin	= rosaroter Farbstoff in den Stäben der Augennetzhaut
	r**o**seus, -a, -um	Rosacea, Roseola	= die Gürtelrose (Herpes Zoster)
Morgenröte	**e**os (gr.)	Eosin	= saurer, rosaroter Farbstoff zur Einfärbung von Zellen
violett	i**o**des (gr.)	Jod	= chemisches Element mit veilchenblauem Dunst
	viol**a**ceus, -a, -um	Viomycin	= Antibiotikum des violett wachsenden Strahlenpilzes

V.2 ZAHLENBEZEICHNUNGEN

Die lateinischen und griechischen Zahlwörter werden in fünf Wortgruppen untergliedert:

Grundzahlen	cardinalia	wie viele?	eins, zwei, drei
Ordnungszahlen	ordinalia	der wievielte?	der, die, das erste, zweite, dritte
Verteilungszahlen	distributiva	wie viele jedes Mal?	je eines, je zwei, je drei
Vervielfältigungszahlen	multiplicativa	wie vielfach?	einfach, zweifach, dreifach
Zahladverbien	adverbia	wie oft?	einmal, zweimal, dreimal

LATEINISCHE NUMERALIA

	Grundzahlen	Ordnungszahlen	Verteilungszahlen	Vervielfältigungszahlen	Zahladverbien
1	**u**nus, -a, -um	pr**i**mus, -a, -um	s**i**nguli, -ae, -a	s**i**mplex, -icis	s**e**mel
	eins	*der erste*	*je ein*	*einfach*	*einmal*
2	d**u**o, duae, duo	sec**u**ndus, -a, -um	b**i**ni, -ae, -a	d**u**plex, -icis	b**i**s (bi)
3	tr**e**s, tr**e**s, tr**i**a	t**e**rtius, -a, -um	t**e**rni, -ae, -a	tr**i**plex, -icis	t**e**r
4	qu**a**ttuor	qu**a**rtus, -a, -um	quat**e**rni, -ae, -a	qu**a**druplex, -icis	qu**a**ter
5	qu**i**nque	qu**i**ntus, -a, -um	qu**i**ni, -ae, -a	qu**i**ncuplex, -icis	qu**i**nquies
6	s**e**x	s**e**xtus, -a, -um	s**e**ni, -ae, -a		
7	s**e**ptem	s**e**ptimus, -a, -um	sept**e**ni, -ae, -a		
8	**o**cto	oct**a**vus, -a, -um	oct**o**ni, -ae, -a		
9	n**o**vem	n**o**nus, -a, -um	nov**e**ni, -ae, -a		
10	d**e**cem	d**e**cimus, -a, -um	d**e**ni, -ae, -a	dec**e**mplex	d**e**cies
11	**u**ndecim	und**e**cimus, -a, -um	und**e**ni, -ae, -a		
12	du**o**decim	duod**e**cimus, -a, -um	duod**e**ni, -ae, -a		
100	c**e**ntum	cent**e**simus, -a, -um	cent**e**ni, -ae, -a	cent**u**mplex	c**e**nties
1000	m**i**lle	mill**e**simus, -a, -um	s**i**ngula m**i**lia		m**i**lies

Das Zahlwort *unus, -a, -um* wird nur im Singular,
die Zahlwörter *duo, duae, duo* und *tres, tres, tria* werden nur im Plural dekliniert.

GRIECHISCHE ZAHLEN

	Grundzahlen	Ordnungszahlen	Vervielfältigungszahlen	Zahladverbien Grundzahlen
1	eis (sprich: heis), m**i**a, hen	pr**o**tos	h**a**plus (h**a**plo-)	m**o**n-
	eins	*der erste*	*einfach*	*einmal*
2	d**y**o	d**eu**teros	d**i**plus (d**i**plo-)	d**i**s (di-)
3	tr**e**is, tr**e**is, tr**i**a	tr**i**tos	tr**i**plus (tr**i**plo-)	tr**i**s (tri-)
4	t**e**ttares, t**e**ttares, t**e**ttara	t**e**tartos		tetr**a**kis (tetr**a**-)
5	p**e**nte	p**e**mptos		pent**a**kis (pent**a**-)
6	h**e**x	h**e**ktos		
7	hept**a**	h**e**bdomos		
8	okt**o**	**o**gdoos		
9	enn**e**a	**e**natos		
10	d**e**ka	d**e**katos		
11	**e**ndeka (sprich: h**e**ndeka)	end**e**katos (sprich: hend**e**katos)		
12	d**o**deka	dod**e**katos		

V.2.1 ÜBERSICHT DER ZAHLEN- UND MENGENANGABEN MIT BEISPIELEN

½	hem**i**-	gr.	halb	Hemianopsie	= die Halbseitenblindheit
				Hemiplegie	= halbseitige Lähmung
	s**e**mi	lat.	halb	M. semitendinosus	= der Halbsehnenmuskel (im Oberschenkel)
				Semilunarklappen	= halbmondförmige Klappen (im Herzen)
1	h**a**plo	gr.	einfach	haploide Zelle	= mit einem Chromosomensatz versehene Zelle
	h**o**los	gr.	ein ganzer, ganz	hologyn	= nur in der weibl. Linie sich manifestierendes Erbe
	pr**o**tos	gr.	erst-, ur-	Protein	= der erste, wichtigste« Stoff – al gemeine Bezeichnung für Eiweißkörper
				Protozoen	= tierische Einzeller / das Urtierchen
	pr**i**mus, -a, -um	lat.	der erste	primär	= als erste, ursprünglich
	s**o**lus, -a, -um	lat.	allein, der einzige	Solitärstein	= vereinzelt vorkommender Stein, z. B. im Nierenbecken
	unus, -a, -um	lat.	eins	unilateralis, -e	= auf einer Seite
2	de**u**teros	gr.	der zweite	Deuterium	= schwerer Wasserstoff (zweites H-Isotop)
	d**i**plo	gr.	doppelt	diploide Zelle	= mit zwei Chromosomensätzen versehene Zelle
	dis (di-)	gr.	zweimal (doppelt)	M. digastricus	= der zweibäuchige Muskel
				Diplopie	= das Doppelsehen
	alter, -a, -um	lat.	der andere von beiden	Alteration	= krankhafte Veränderung eines Zustandes
	bis (bi)	lat.	zweimal	Spina bifida	= gespaltene Wirbelsäule
	g**e**minus, -a, -um	lat.	gepaart, zweifach, Zwillings-	geminus, -i m.	= der Zwilling, beide
				gemellus, -i m.	= ein kleiner Zwilling
	sec**u**ndus, -a, -um	lat.	der zweite	Sekundipara	= die Frau, die das zweite Kind geboren hat
3	tr**i**tos	gr.	der dritte	Tritium	= schwerer Wasserstoff / drittes H-Isotop
	tr**e**is, tr**e**is, tr**i**a	gr.	dreifach, dreigleisig	Triazidlösung	= Gemisch dreier saurer Farblösungen
	t**e**rtius, -a, -um	lat.	der dritte	tertianus, -a, -um	= dreitägig / alle 3 Tage auftretend
	trig**e**minus, -a, -um	lat.	dreimal, dreifach, Drillings-		Nervus trigeminus, »Drillingsnerv«, d.h. der aus drei Ästen bestehende fünfte Hirnnerv
4	t**e**ttares, t**e**ttares, t**e**ttara (tetra-)	gr.	vier(mal)	Tetraplegie	= Lähmung aller vier Extremitäten
	qu**a**ter (quadr-)	lat.	viermal	M. quadriceps femoris	= vierköpfiger M. des Oberschenkels
	qu**a**rtus, -a, -um	lat.	der vierte	quartanus, -a, -um	= viertägig
5	p**e**nte	gr.	fünf	Pentalogie	= Syndrom aus fünf Symptomen bestehend
	qu**i**ntus, -a, -um	lat.	der fünfte	digitus quintus	= der fünfte Finger
6	h**e**x	gr.	sechs	Hexadaktylie	= Sechsfingrigkeit
	s**e**x	lat.	sechs	Sexpara	= Frau, die sechs Kinder geboren hat
7	hept**a**	gr.	sieben	Heptan	= gesättigter Kohlenwasserstoff mit 7 C-Atomen
12	duod**e**ni	lat.	je zwölf	Duodenum	= der Zwölffingerdarm

Unbestimmte Zahl- und Mengenangaben*

olig**a**kis	gr.	selten	Oligakisurie	= seltene Harnentleerungen
poll**a**kis	gr.	häufig	Pollakisurie	= häufige Harnentleerungen
pol**y**-	gr.	viel	Polyurie	= Entleerung einer großen Harnmenge
ol**i**go-	gr.	wenig	Oligurie	= Entleerung einer kleinen Harnmenge
p**a**s, p**a**sa, p**a**n	gr.	ganz, gesamt, alles		
pant**o**s	gr.	all-	Pandemie	= eine die gesamte Bevölkerung erfassende Seuche
t**o**tus, -a, -um	lat.	ganz, gesamt, total	Totalexstirpation	= vollständige operative Entfernung eines Organs

***** Weitere Mengenangaben befinden sich im Kapitel VII.

KAPITEL VI

BEZEICHNUNGEN VON RICHTUNG UND LAGE

Für Lage- und Richtungsbezeichnungen werden Adjektive (auch in der Komparativform) verwendet. Die meisten dieser Begriffe können zu Gegensatzpaaren geordnet werden *(distal/proximal)*. Einige Adjektive sind allerdings absolute Begriffe, die keinen Gegenbegriff haben (z. B. *medianus* = genau in der Mitte liegend). Lage- und Richtungsbezeichnungen orientieren sich am Körper und gelten unabhängig von dessen Lage im Raum (z. B. *kranial* = kopfwärts).
Bei der Verwendung der Lagebezeichnungen ist der Bezugspunkt zu beachten, das heißt, eine Oberarmverletzung kann sich *distal* vom Schultergelenk, aber *proximal* vom Ellenbogengelenk befinden.

VI.1 ANATOMISCHE SCHNITTEBENEN

Für den Körper als dreidimensionales Gebilde werden drei Schnittebenen unterschieden.

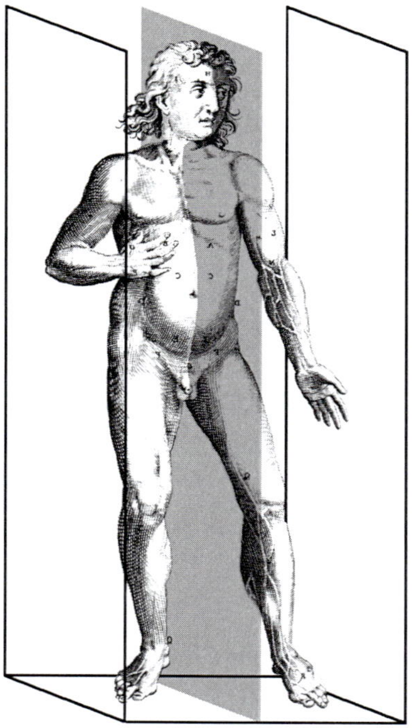

Sagittalebenen
von vorn nach hinten verlaufend,
parallel zur Mittelebene verlaufend

sagitt**a**lis, -e = parallel zur Mittelebene verlaufend, pfeilartig
*sag**i**tta, ae f. = der Pfeil*

Medianebene (zentrale Sagittalebene)
verläuft in der Mitte des Körpers,
den sie in eine rechte
und eine linke Hälfte teilt

medi**a**nus, -a, -um; medi**a**lis, -e = genau in der Mitte liegend

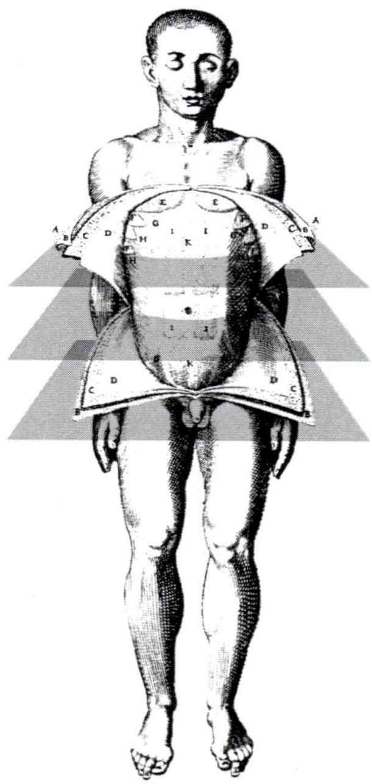

Transversalebenen oder Horizontalebenen
verlaufen quer, im Winkel
von 90° zur Körperlängsachse,
durch den Körper
und teilen ihn in einen oberen
und einen unteren Abschnitt

transvers**a**lis, -e = quer

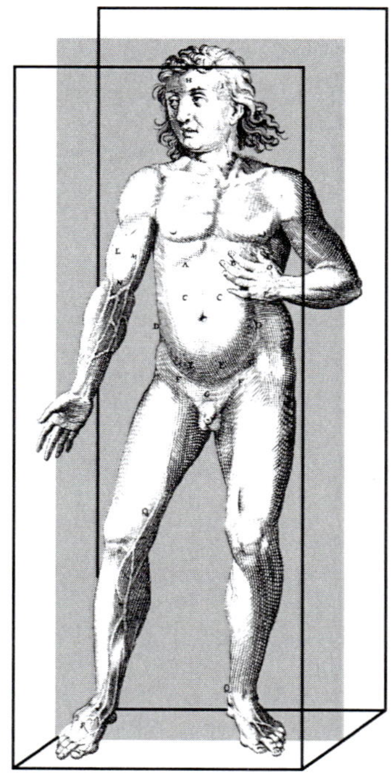

Frontalebenen
parallel zur Stirn, von Seite zu Seite verlaufend

front**a**lis, -e =
stirnwärts, zur stirn gehörig
*fr**o**ns, fr**o**ntis f. = die Stirn*

VI.2 LAGEBEZEICHNUNGEN

sup**e**rior, -ius	der (die, das) obere, weiter oben gelegene
inf**e**rior, -ius	der (die, das) untere, weiter unten gelegene
d**e**xter, -a, -um	rechts
sin**i**ster, -a, - um	links
int**e**rnus, -a, -um	nach innen (gelegen)
ext**e**rnus, -a, -um	nach außen (gelegen)
ant**e**rior, -ius	der vordere, nach vorn gelegen
post**e**rior, -ius	der hintere, nach hinten gelegen
prof**u**ndus, -a, -um	tief, in der Tiefe des Körpers liegend
superfici**a**lis, -e	oberflächlich, an der Körperoberfläche liegend
proxim**a**lis, -e	rumpfwärts, rumpfnah gelegen
dist**a**lis, -e	rumpffern gelegen
later**a**lis, -e	1. seitlich, 2. seitwärts gelegen
medi**a**lis, -e	1. mittlerer, 2. in der Mitte liegend, zur Medianebene hin gelegen
transvers**a**lis, -e transv**e**rs(-ari)us, -a, -um	quer verlaufend, in der Transversalebene gelegen
longitudin**a**lis, -e	längs verlaufend, längs gerichtet *longitudo, -inis f. = die Länge*
centr**a**lis, -e	in der Mitte des Körpers *centrum, -i n. = die Mitte, der Mittelpunkt*
periph**e**ricus, -a, -um	außen, am Rande, am äußeren Umfang eines Körpers *peripheria, -ae f. = der Umkreis, die Umgebung*
v**a**lgus, -a, -um	nach auswärts gedreht, x-förmig gekrümmt, krumm
v**a**rus, -a, -um	auseinander gebogen, o-förmig gekrümmt, krumm

crani**a**lis, -e	kopfwärts (schädelwärts) gelegen, zum Kopf gehörig *cranium, -i n. = der knöcherne Schädel*
caud**a**lis, -e	fußwärts (schwanzwärts, steißwärts) gelegen, nach dem unteren Körperende (Ende eines Organs) hin gelegen *cauda, -ae f. = der Schwanz, das Endstück eines Organs*
thorac**a**lis, -e	zum Brustkorb gehörig *thorax, -cis m. = der Brustkorb*
abdomin**a**lis, -e	zum Bauch, zum Unterleib gehörend, im Bauchraum gelegen *abdomen, -minis n. = der Bauch, Unterleib*
ventr**a**lis,-e	bauchwärts, zum Bauch hin gelegen, im Bauch, vorderseitig *venter, -tris m. = der Bauch, Leib*
dors**a**lis, -e	rückenwärts, zum Rücken (auch Fußrücken und Handrücken!) hin gelegen, rückseitig *dorsum, -i n. = der Rücken, die Rückseite*
viscer**a**lis, -e	zu den Eingeweiden hin, die Eingeweide betreffend *viscera, -erum n. (pl.) = die Eingeweide*
pariet**a**lis, -e	seitlich, wandständig, zum Scheitelbein gehörig *paries, -etis m. = die Wand, Seite*
front**a**lis, -e / rostr**a**lis, -e	stirnwärts, stirnseitig, zur Stirn gehörend *frons s. oben; rostrum, -i n. = der Schnabel, die Schnauze*
occipit**a**lis, -e	hinterhauptwärts, zum Hinterhaupt gehörend *occiput, -itis n. = der Hinterkopf*

vol**a**ris, -e / palm**a**ris, -e	zur Handfläche hin, zur Handfläche gehörig *v**o**la, -ae f. / p**a**lma, -ae f. = die Hohlhand, Handfläche*
dors**a**lis, -e	handrückenwärts, zum Handrücken hin, zum Handrücken gehörig *d**o**rsum, -i = der Rücken, die Rückseite*
radi**a**lis, -e	zur Unterarmspeiche gehörig *r**a**dius, -i m. = die Speiche, der Stab, Strahl*
uln**a**ris, -e	zur Elle gehörend ***u**lna, -ae f. = die Elle*
fibul**a**ris, -e	wadenbeinwärts, zum Wadenbein gehörig *f**i**bula, ae f. = das Wadenbein*
tibi**a**lis, -e	schienbeinwärts, zum Schienbein gehörig *t**i**bia, -ae f. = das Schienbein*
plant**a**ris, -e	fußsohlenwärts, zur Fußsohle gehörend *pl**a**nta, ae f. = die Pflanze, Fußsohle*
dors**a**lis, -e	fußrückenwärts, zum Fußrücken hin, zum Fußrücken gehörig
(con-) c**o**mitans, -**a**ntis	begleitend *comit**a**ri, c**o**mitor = begleiten*

Beispiele

F**o**ssa cr**a**nialis ant**e**rior	= die vordere Schädelgrube
V**e**na c**a**va sup**e**rior sin**i**stra	= linksseitige obere Hohlvene
Art**e**ria alveol**a**ris sup**e**rior post**e**rior	= die obere hinten gelegene mit kleinen Hohlräumen versehene Arterie
N**e**rvus fibul**a**ris superfici**a**lis	= oberflächlicher Wadenbeinnerv
M**u**sculus plant**a**ris	= der Fußsohlenmuskel
M**u**sculus palm**a**ris br**e**vis	= kurzer Hohlhandmuskel
Men**i**scus later**a**lis	= der seitliche Schaltknorpel *men**i**scus, -i m. = das Möndchen, scheibenförmiges Gebilde*
N**e**rvus tibi**a**lis	= der Schienbeinnerv, zum Schienbein gehöriger Nerv
V**e**na c**o**mitans	= die Begleitvene

VI.3 BEWEGUNGSABLÄUFE

rot**a**tio, -onis, f.	Dreh- oder Kreiselbewegung um die Längsachse
abd**u**ctio, -onis, f.	Wegführen, Abziehen von der Medianebene des Körpers *abd**u**cere, abd**u**co = abziehen, wegziehen*
add**u**ctio, -onis, f.	Heranführen, Heranziehen der Gliedmaßen *add**u**cere, add**u**co = heranführen, -ziehen*
fl**e**xio, -onis, f.	die Beugung *fl**e**ctere, fl**e**cto = beugen*
ext**e**nsio, -onis f.	die Streckung *ext**e**ndere, ext**e**ndo = strecken*
pron**a**tio, -onis, f.	Einwärtsdrehung der Extremitäten um ihre Längsachse, Bewegung bei der der Handrücken nach oben gedreht bzw. der laterale Fußrand nach oben bewegt (wobei sich der innere Fußrand absenkt)
supin**a**tio, -onis, f.	Auswärtsdrehung der Extremitäten um ihre Längsachse, Bewegung bei der der Handrücken bzw. der laterale Fußrand nach unten gedreht wird (wobei sich der innere Fußrand anhebt).

VI.4 SEITEN- UND FLÄCHENBEZEICHNUNGEN DER ZÄHNE

labi**a**lis, -e	zu den Lippen gerichtete Seite des Zahnes *l**a**bium, -i n. = die Lippe*
bucc**a**lis, -e	zur Wange hin gerichtet Seite eines Zahnes *b**u**cca, -ae f. = die Backe, Wange*
vestibul**a**ris, -e	zum Mundhof hin gerichtete Seite eines Zahnes *vest**i**bulum, -i n. = Vorhof*
lingu**a**lis, -e	(Unterkieferbereich) zur Zunge hin gerichtet Seite eines Zahnes *l**i**ngua, -ae f. = die Zunge*
palatin**a**lis, -e	(Oberkieferbereich) zum Gaumen hin gerichtet Seite eines Zahnes *pal**a**tum, -i n. = der Gaumen*
apic**a**lis, -e	zur Wurzelspitze hin gewandt ***a**pex, **a**picis m. = die Spitze, der Gipfel*
cervic**a**lis, -e	zum Zahnhals hin gewandt *c**e**rvix, -icis f. = der Hals, Nacken*
occlusi**a**lis, -e	zur Kaufläche hin gewandt, die Kaufläche betreffend *occl**u**sus, -a, -um = verschlossen*
incis**a**lis, -e	zur Kaukante hin gewandt, die Kante oder Kaufläche der Schneidezähne betreffend *inc**i**dere, inc**i**do = einschneiden*
approxim**a**lis, -e	zum Nachbarzahn hin gewandt *pr**o**ximus, -a, -um = der, die, das nächste*
interdent**a**lis, -e	zwischen zwei Zähnen gelegen (entspricht dem Interdentalraum)
mesi**a**lis, -e	der Mitte (Medianlinie) des Zahnbogens zugewandt *m**e**so- (gr.) = mittlerer*
dist**a**lis, -e	zum Ende des Zahnbogens hin gerichtete Seite eines Zahnes *dist**a**re, d**i**sto = auseinanderstehen, getrennt sein, getrennt liegen*

Beispiele

N**e**rvus palat**i**nus m**a**ior	= der größere Gaumennerv
Periapikale Entzündung	= Entzündung um die Wurzelspitze herum
F**a**cies mesi**a**lis	= Fläche in Richtung der Medianebene
F**a**cies lingu**a**lis palat**i**na	= die zur Zunge hin gerichtete Gaumenfläche
Sut**u**ra palat**i**na medi**a**na	= die in der Mitte befindliche Gaumennaht
Art**e**ria bucc**a**lis	= die Wangenarterie
Interinzisalwinkel	= Winkel zur Beschreibung der Schneidezahnstellung

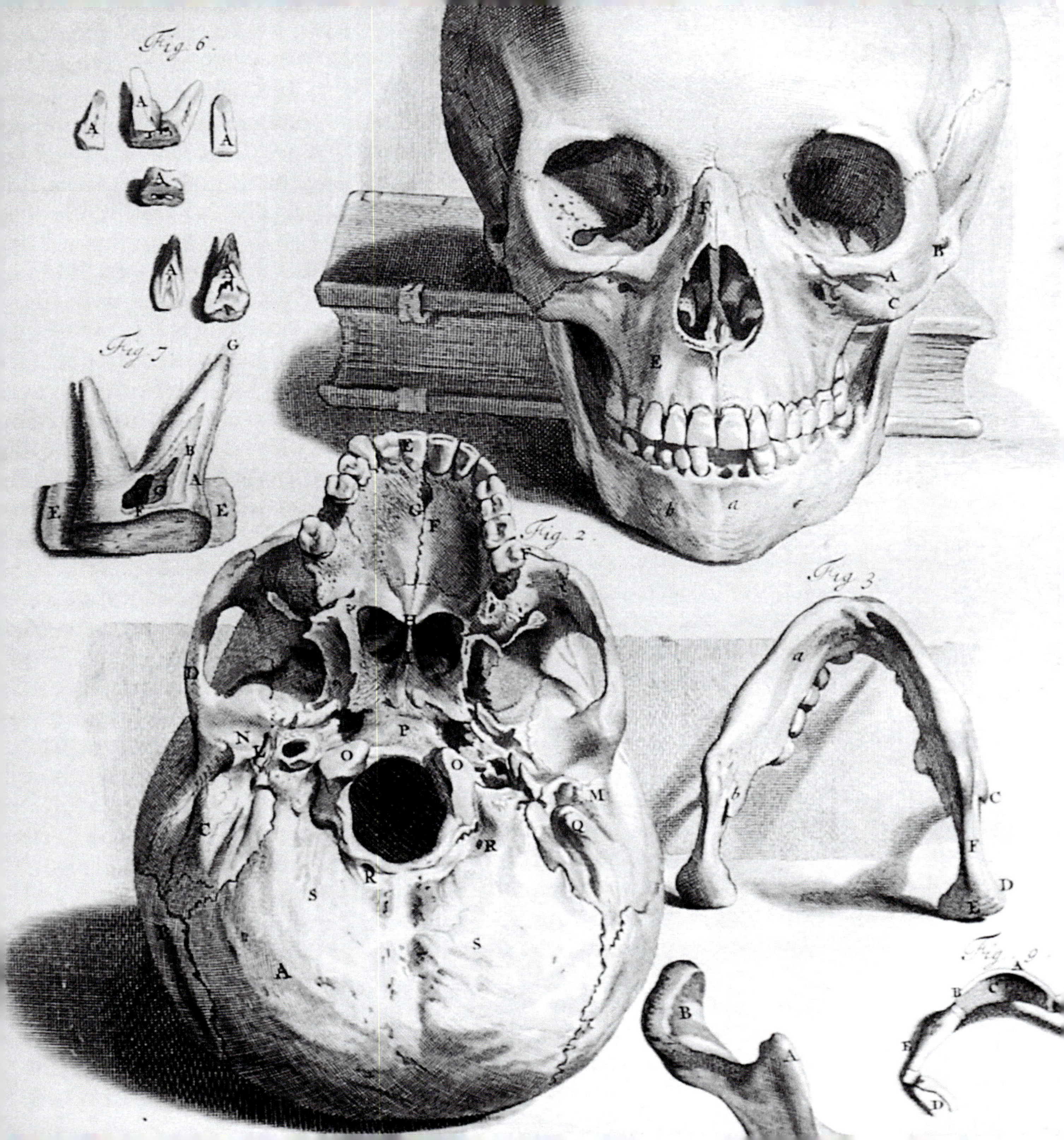

Fig. 6.
Fig. 7
Fig. 2.
Fig. 3
Fig. 9

K A P I T E L **VII**

GRIECHISCHE ADJEKTIVE UND ADVERBIEN

Darstellung von Schädelknochen, Kieferknochen und Zähnen. Bei der Beschreibung des Unterkieferknochens (maxilla inferior, *Fig. 3) betont Gottfried Bidloo (1649-1713), dass dieser bei Erwachsenen aus einem einzelnen Knochen besteht und weißt damit auf die alte Diskussion über dessen Zweiteilung hin.*

Im folgenden Abschnitt wird eine Auswahl der Wortstämme wichtiger griechischer Adjektive und Adverbien aufgeführt, die in der Medizin und in der allgemeinen Wissenschaftssprache gebraucht werden. Griechische Adjektive und Adverbien fungieren in der medizinischen Fachsprache oft als Bausteine für die Bildung eines Terminus.
Dabei ist zu beachten, dass sie auch die Funktion eines Präfixes (z. B. *eu-*, *dys-*, *poly-*) bzw. eines Stammwortes (z. B. *thermo*, *psycho*) erfüllen können.

VII.1 GRIECHISCHE ADJEKTIVE UND ADVERBIEN – GEGENSATZPAARE

allo-	anders, fremd, der andere
Allopathie	= das Heilverfahren, dessen Mittel den Krankheiten entgegengesetzt werden
Allomorphie	= die Gestaltänderung, z. B. von Zellen
Alloplastik	= die Wiederherstellung, z. B. von Organteilen durch künstlichen Ersatz

homöo-	(homoios) ähnlich
Homöopathie	= das Heilverfahren, dessen Mittel bei Gesunden die gleichen Anzeichen hervorrufen, wie die Krankheiten, gegen die sie eingesetzt werden
Homöostase	= das Gleichgewicht bestimmter Körperfunktionen

ambly-	stumpf, schwach
Amblyopie	= die »Schwachsichtigkeit«

oxy-	spitz
oxyu**r**iasis, -is f.	= der Befall mit Madenwürmern, die Springwurmkrankheit (auch Enterobiasis)

auto-	selbst, eigen
autonom	= selbstständig
Autoagglutination	= die Verklumpung der eigenen Blutkörperchen im Serum
Autointoxikation	= die Selbstvergiftung durch Stoffwechselprodukte des eigenen Körpers
Autovakzine	= die Eigenimpfstoffe
Autotransfusion	= die Transfusion mit Eigenblut

hetero-	fremd, ein Anderer
heteronom	= fremdbestimmt
heterogen	= aus verschiedenartigen Bestandteilen bestehend
Heterolyse	= die Auflösung von Zellen durch fremde Eiweißkörper
Heteroplasie	= die andersartige Bildung, atypisches Wachstum von Zellen bzw. Geweben (Tumoren)
Heterozygot	= mit ungleichen Erbanlagen versehen, mischerbig

bathy-	tief
Bathypnoe	= die tiefe Atmung

platy-	flach
Platyzephalus	= flacher Schädel, Flachkopf
Platymorphie	= die Abflachung der Form, spez. des Augapfels bei Weitsichtigkeit
plat**y**sma, -matis n.	= die Platte, platter Hautmuskel des Halses

brady-	langsam
Bradykardie	= die langsame Herztätigkeit mit weniger als 50 Systolen/min.
Bradykinese	= die Verlangsamung der Bewegungen
Bradytrophie	= die allgemeine Verlangsamung des Stoffwechsels

tachy-, oxy-, oky-	schnell
Tachykardie	= die schnelle Herztätigkeit mit über 100 Kontraktionen/min.
Tachypnoe	= die hohe Atemfrequenz
Tachyphagie	= hastiges Essen
Oxytocin	= das Peptidhormon zur Beschleunigung der Geburt

dolicho-	lang
Dolichozephalie	= die Langköpfigkeit
Dolichozephalus	= der Langschädel
Dolichokolie	= die abnorme Länge des Grimmdarms

brachy-	kurz
Brachyzephalie	= die Kurzköpfigkeit
Brachybasie	= der kurzschrittige Gang
Brachygnathie	= die angeborene Kürze des Unterkiefers
Brachydaktylie	= die Kurzfingrigkeit

eu- (Adverb)	gut
Eupnoe	= die gute, normale Atemtätigkeit
Euthyreose	= die normale Schilddrüsentätigkeit
euthanas**i**a, -ae f.	= die Sterbeerleichterung

dys-	miss (drückt Störungen aus)
Dyspnoe	= die Atemstörung
Dysmelie	= die Störung der Extremitätenentwicklung
dysbas**i**a, -ae f.	= die Gehstörung
Dysfunktion	= die Funktionsstörung
dystop**i**a, -ae f.	= die Verlagerung, Fehllage

gluk- (gluc-) **glyk- (glyc-)**	süß
Glucose/Glukose	= der Traubenzucker
Glykolyse	= die Aufspaltung des Traubenzuckers
Glykogen	= ein der pflanzlichen Stärke verwandtes Kohlenhydrat (Leberstärke)
Glykosurie	= die Ausscheidung von Zucker im Harn

pikro-	bitter, herb
Pikrinsäure	= die bittere Säure

oxy-	sauer
Oxygenium	= der Sauerstoff (O_2)
Oxid	= die Verbindung eines Elements mit Sauerstoff

homo-	gleich, gemeinsam
homolateral	= gleichseitig, dieselbe Körperhälfte betreffend
Homozygot	= mit gleichen Erbanlagen versehen
homogen	= aus gleichem Stoff bestehend

hetero-	anders, der andere von beiden
heterozyklische Verbindungen	= die Ringverbindungen, die im Ring außer C-Atomen noch andere Atome enthalten

hygro-	feucht
hygroskopisch	= Feuchtigkeit anziehend
Hygrometer	= der Luftfeuchtigkeitsmesser
Hygrophyten	= die Pflanzen, die an feuchten Stellen leben
hygr**o**ma, -matis n.	= die Flüssigkeitsgeschwulst (Wasser, Schleim)

xero- **krauro-**	trocken trocken, spröde, geschrumpft
Xerodermie	= die trockene Haut
Xerophthalmie	= die Austrocknung der Binde- und Hornhaut des Auges
Xerostomie	= die abnorme Trockenheit der Mundhöhle
Kraurose	= die Schrumpfung und Austrocknung von Haut und Schleimhaut

idio-	eigentümlich, eigen
Idiopathie	= das unabhängig von anderen Krankheiten entstandene Leiden
Idiosynkrasie	= die angeborene (dem Organismus ›eigentümliche‹) Überempfindlichkeit gegen bestimmte Stoffe
Idiolalie, Idioglossie	= eine eigene ›Sprache‹ des Individuums (z.B. bei Kleinkindern und Geistesgestörten), Lautmalerei
Idiophorie	= die Vererbung (eigenes Weiterübertragen)

xeno-	fremd
Xenophobie	= die Furcht vor der Fremde
Perixenitiden	= die Entzündung um einen Fremdkörper herum

iso-	gleich, derselbe
Isokorie	= die gleiche Weite der Pupillen
isometrische Kontraktion	= die Spannungsänderung in einem Muskel bei gleich bleibender Länge
isodont	= Zähne von gleicher Größe, Form und Farbe
Isomerie	= die Gleichgliedrigkeit

aniso-	ungleich, verschieden
Anisokorie	= die ungleiche Weite der Pupillen
Anisozytose	= die Vielgestaltigkeit gleichartiger Zellen, z.B. Vorkommen von unter schiedlich großen Erythrozyten im Blut
Anisochromie	= die ungleichmäßige Färbung z.B. der roten Blutkörperchen

kalo-	schön
kallos, -ou n.	= die Schönheit

kako-	hässlich
Kakodylsäure	= eine anwidernd riechende Arsenverbindung

kine(to)-	beweglich, bewegt
Akinese	= die hochgradige Bewegungsarmut bis zur Bewegungslosigkeit
Kinozilien	= die beweglichen Zellwimpern
Kinetose	= die Reisekrankheit
Hyperkinese	= abnorm gesteigerte Bewegungen

stereo-	starr, fest, räumlich (dimensional)
Stereognosie	= die Fähigkeit, Dinge durch Tasten zu erkennen
Stereozilien	= die unbeweglichen Wimpern einer Zelle
Stereoamaurose	= teilweiser bis völliger Ausfall des räumlichen Sehens
Stereotypien	= Äußerungen und Haltungen, die in starrer Form über lange Zeit beibehalten werden

leio-	glatt
Leiomyom	= die gutartige Geschwulst aus glatten Muskelfasern

trachy-	rau
Trachyphonie	= die rauhe Stimme

mikro-	klein
mikro	= Präfix für Maßeinheiten (z.B. Mikrometer)
Mikrocheilie	= die angeborene Unterentwicklung der Lippe
Mikrognathie	= die angeborene (Kleinheit) Unterentwicklung des Unterkiefers
Mikrosomie	= der Kleinwuchs
Mikromelie	= abnorm kleine Gliedmaßen

makro- **megalo-**	gross, lang riesig, groß, gewaltig
Makromoleküle	= große Moleküle
makroskopisch	= mit bloßem Auge sichtbar
Makrobiotik	= die Kunst, das Leben zu verlängern
Makrocheirie	= angeborene abnorme Größe der Hände
Makrosomie	= der Hochwuchs
Megalozyten	= riesige rote Blutkörperchen, die nur bei bestimmten Krankheiten im Blut auftreten
Megalenzephalie	= die abnorme Vergrößerung des Gehirns

oligo- **mono-**	wenig einzig, allein
Oligurie	= Verringerung der (24-Stunden-) Harnmenge
Oligophrenie	= Schwachsinn (zu wenig Geist)
Oligomenorrhoe	= seltene Regelblutung
Oligocholie	= Gallenmangel
Oligospermie	= Samenverminderung im Ejakulat
monochromatisch	= einfarbig
Monozyten	= große einkernige weiße Blutzellen
Mon(o)arthritis	= die Entzündung eines Gelenks
Monoplegie	= die Lähmung eines einzelnen Gliedes oder einer einzelnen Muskelgruppe
Monorch(id)ie/ Monorchismus	= das Vorhandensein nur eines Hodens bei Zurückbleiben des anderen in der Bauchhöhle

poly-	viel
Polyurie	= Vermehrung der (24-Stunden-) Harnmenge
Polyneuritis	= Entzündung mehrerer/vieler Nerven
Polyspermie	= das Eindringen mehrerer Spermien in das Ei
Polysaccharide	= die Vereinigung einer Vielzahl von Monosacchariden zu einem Zuckermolekül
Polyarthritis	= die Entzündung mehrerer/ vieler Gelenke
Polyphagie	= krankhaft gesteigerter Appetit bzw. krankhaft gesteigerte Nahrungsaufnahme (phag**ei**n, ph**a**gon = essen)
Polydaktylie	= die Überzahl an Fingern

neo-	neu
Neonatus	= das Neugeborene
Neonatologie	= die Lehre von den Neugeborenen
Neoplasma	= die Neubildung, Geschwulst

presby- **palaio-**	alt an Jahren- alt, vor langer Zeit
Presbyopie	= die Alterssichtigkeit
Presbyakusis	= die Altersschwerhörigkeit
Presbyderma	= die Altershaut
Paläopathologie	= die Lehre von den Krankheiten der alten Zeiten

ortho-	gerade, aufrecht, richtig
Orthodontie	= die Berichtigung von Zahnanomalien
Orthopnoe	= die Atemnot, bei der der Körper zur Erleichterung der Atmung aufrecht gehalten werden muss
Orthostase	= die aufrechte Körperhaltung
Orthozephalie	= die normale Kopfform

plagio- **skolio-** **ankylo-**	schief, schräg krumm, gebogen krumm
Plagiozephalie	= die Schiefköpfigkeit
Skoliose	= die seitliche Wirbelsäulenverkrümmung
Ankylostoma	= ein Hakenwurm mit einem krummen Maul
Ankyloblepharon	= die Verwachsung der Lidränder
Ankylodaktylie	= die angeborene Gelenkversteifung der Finger in Beugestellung
ankylotisch	= Versteifung in gekrümmter Stellung

pachy- **pychno-**	dick, beleibt, fest dick, dicht
Pachymeninx	= die dicke (harte) Hirnhaut, D**u**ra m**a**ter
Pachydermie	= die krankhaft verdickte Haut
Pachyglossie	= die abnorme Dicke der Zunge
Pykniker	= stämmiger, breitgebauter Mensch
Pyknose	= die Zellkernschrumpfung und -verdichtung

lepto- **mano-**	dünn, fein, zart dünn, durchlässig
leptosom	= dünner, schmaler Körper
Leptomeninx	= die weiche Hirnhaut, Sammelname für Pia mater und Arachnoidea
Leptomeningitis	= die Entzündung der weichen Hirnhaut
Manometer	= Instrument, das den Druck (also auch die Verdünnung) eines Gases oder Dampfes misst, Gasdruckmesser

phanero-	offenbar, sichtbar
Phaneroskopie	= das Sichtbarmachen (z.B. von Hautveränderungen)

krypto-	verborgen, versteckt
kryptogenetisch	= von verstecktem Ursprung
Kryptorchismus	= in der Bauchhöhle oder Leiste liegen der (verborgener) Hoden

philo-	lieb, freundlich
lipophil	= »fettliebend«, fettlöslich
Pädophilie	= die sexuelle Neigung zu Kindern
hydrophil	= »wasserliebend«, wasseranziehend

phob-	furchtsam, scheu
lipophob	= fettabstoßend
hydrophob	= wasserabstoßend, wasserscheu
Agoraphobie	= die Angst, öffentliche Plätze zu betreten (agor**a**, -**a**s f. gr. Marktplatz)

plesio-	nahe
Plesiopie	= Nahsichtigkeit

tele-	fern
Telepathie	= die Gedankenübertragung (Fernfühligkeit)

plethy-	voll	**keno-**	leer
Plethysmos	= die Vermehrung, Vergrößerung	Kenophobie	= die Angst vor leeren Räumen

sklero-	hart	**malako-**	weich
Sklerodermie	= die krankhafte Hautverhärtung	Osteomalazie	= die Knochenweiche
Sklera	= die äußere, feste Hülle des Augapfels	Enzephalomalazie	= die umschriebene oder komplette Erweichung der Hirnsubstanz
Arteriosklerose	= die krankhafte Verhärtung der Arterien		

steno-	eng	**eury-**	weit
Stenothorax	= der enge Brustkorb	eurysom	= breiter Körper
Stenose	= die Verengung, Enge	eurytherm	= Organismus, der in einem weiten Temperaturbereich gedeiht
Stenokardie	= das Engegefühl in der Herzgegend bei bestimmten Krankheiten (z.B. Herzkranzgefäßverengungen)		
Stenozephalie	= die Schädelverengung		

thermo-	warm	**kryo-** **psychro-**	eiskalt, frostig kalt, kühl
Hyperthermie	= die Überwärmung	Kryoskopie	= die Messung der Gefrierpunkterniedrigung
Hypothermie	= die Unterkühlung	Kryochirurgie	= die operative Anwendung der Kältetechnik
Thermoanästhesie	= der Verlust der Wärmeempfindung	Kryokauter	= das chirurgische Instrument zur Kälteverschorfung
Thermokauter	= das Gerät zur Verschorfung von Gewebe durch Hitze	Psychrobakterien	= die Kältebakterien
		Psychroalgie	= das Kältegefühl mit gleichzeitiger Schmerzempfindung
		psychrophil	= kälteliebend

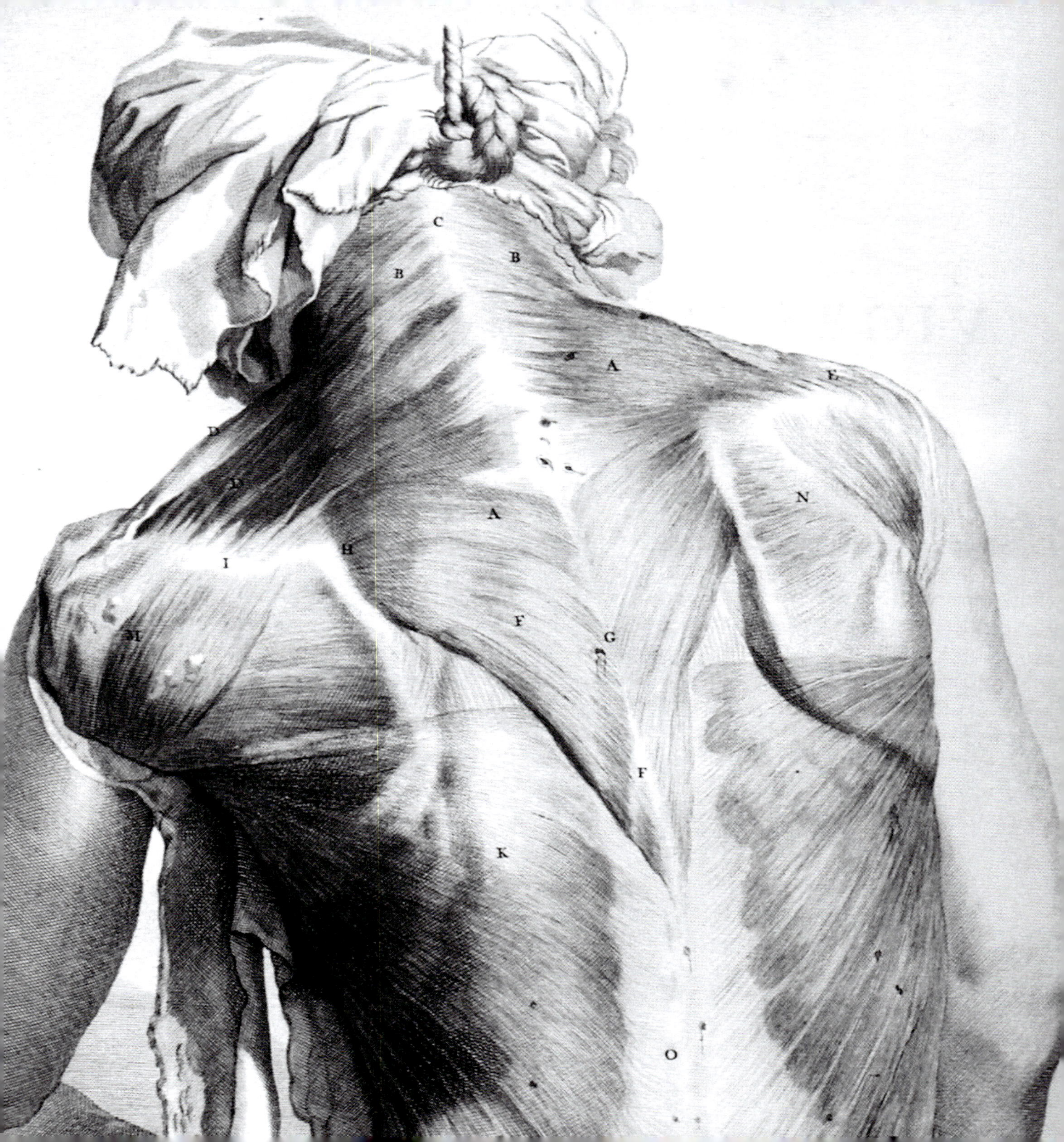
C
B
B
A
E
D
D
N
A
H
I
M
F
G
F
K
O

KAPITEL VIII

GRIECHISCH-LATEINISCHE SYNONYME

Gerard de Lairesse (1641-1711),
der Zeichner von Gottfried Bidloos Anatomia,
demonstriert die Rückenmuskeln an einem weiblichen Modell
in der Pose einer »sitzenden Gehenkten«.

Sowohl die lateinischen Termini als auch ihre griechischen Synonyme (bedeutungsgleiche Wörter) werden in der medizinischen Sprache verwendet, allerdings in unterschiedlichen Bereichen. Während die griechischen Nomina vor allem für Krankheitsbezeichnungen, in denen ein topographischer Bezug hergestellt wird, aber auch für die Bezeichnung von Untersuchungsverfahren und -instrumenten, sowie von operativen Methoden benutzt werden, sind die lateinischen Termini vor allem in der Anatomie gebräuchlich.

SUBSTANZEN UND STRUKTUREN *DE HUMANI CORPORIS ELEMENTIS ET PARTIBUS*

GRIECHISCH		LATEIN	
aden, adenos m.	**die Drüse**	glans, glandis f.	
Adenom	= die gutartige Geschwulst	glandotrop	= auf eine Drüse wirkend
Adenotomie	= die Entfernung der vergrößerten Rachenmandel	glandula, -ae f.	= die kleine Drüse
		glandularis, -e	= zu einer Drüse gehörig

angeion, -ou n.	**das Gefäß**	vas, vasis n.	
Angiospasmus	= die Gefäßkrampfung	vasculosus, -a, -um	= gefäßreich
Angiom	= tumorartige Gefäßneubildung, Gefäßfehlbildung	Vaskularisation	= die Gefäßneubildung
			intravaskulär = in einem oder in ein Blut- oder Lymphgefäß
Angiosklerose	= die Gefäßwandverhärtung		

arthron, -ou n.	**das Gelenk**	articulatio, -ionis f.	
Arthrose	= die degenerative Gelenkerkrankung	Articulatio coxae	= das Hüftgelenk
Arthropathie	= die Gelenkleiden	articulus, -i m.	= das (kleine) Gelenk, der Artikel
Arthrotomie	= die operative Eröffnung eines Gelenkes	articularis, -e	= zu einem Gelenk gehörig

chondros, -ou m.	**der Knorpel**	cartilago, -ginis f.	
Chondropathie	= die krankhafte Veränderung des Knorpels	Cartilago auriculae	= der Ohrknorpel
chondralis, -e	= zum Knorpel gehörig	cartilagineus, -a, -um	= knorpelig
chondritis, -itidis f.	= die Knorpelentzündung		

epiploon, -ou n.	**das Netz**	omentum -i n. ; rete, -is n.	
Epiplozele	= der Netzbruch	Omentum maius	= fettgewebsreiche Duplikatur des Bauchfells
		omentalis, -e	= zum Netz gehörig
		reticularis, -e	= netzförmig
		retina, -ae f.	= die Netzhaut des Auges

karyon, -ou n.	**die Nuss, der Zellkern**	nucleus, -i m.	
Karyolyse	= die Zellauflösung	nucleolus, -i m.	= das Zellkörperchen
Karyorhexis	= die Zellkernzerreißung	nuclearis, -e	= zum Zellkern gehörig, den Atomkern betreffend
		Nuklearmedizin	= die Kernmedizin
		Nucleus pulposus	= der Gallertkern der Bandscheibe

kreas, kreos, n. sarx, sarkos f.	**das Fleisch**	caro, carnis f.	
Pankreas	= »gänzlich aus Fleisch bestehend« die Bauchspeicheldrüse	carneus, -a, -um	= fleischig
Kreatin	= zuerst im Fleisch gefundene Reststickstoffsubstanz des intermediären Stoffwechsels	Carnosin	= Bestandteil des Skelett-muskelfleisches
Sarkoplasma	= das Zytoplasma einer quergestreiften Muskelfaser		

kytos, kytous n.	**das Gefäß, die Zelle**	cella, -ae f.	
Zytologie	= die Zellkunde	intrazellulär	= innerhalb der Zelle
Zytostase	= der Zellstillstand	cellularis, -e	= die Zellen betreffend
		cellulitis, -itidis f.	= die Zellgewebsentzündung

lipos, lipous n.	**das Fett**	adeps, adipis m.	
Lipämie	= die Fettanreicherung	adipositas, -tatis f.	= die Fettsucht
Lipoide	= Körperstoffe mit fettähnlichen Löslichkeitseigenschaften	Corpus adiposum buccae	= der Wangenfettkörper
Lipolyse	= die Fettspaltung		

melos, melous n.	**das Glied**	membrum, -i n.	
Dysmelie	= die Fehlentwicklung der Glieder	membrum virile	= das männliche Glied

myelos, -ous m.	**das Mark**	medulla, -ae f.	
Myelom	= die Markgewebsgeschwulst	medullaris, -e	= zum Rückenmark gehörig
Myelographie	= die Darstellung des Wirbelkanals und Rückenmarks durch Kontrastmittel	Medulla oblongata	= das verlängerte Mark
myelomeningitis, -itidis f.	= die Entzündung des Rückenmarks und seiner Häute		

mys, myos m.; is, inos f.	**der Muskel**	musculus, -i m.	
Myoklonus	= der Schüttelkrampf	muscularis, -e	= den Muskel betreffend, zum Muskel gehörig
Myoglobin	= roter Muskelfarbstoff	Musculus masseter	= der Kaumuskel
myositis, -itidis f.	= die Muskelentzündung		
Inotropie	= die Beeinflussung der Muskelkontraktionsfähigkeit		

neuron, -ou n.	**der Nerv**	nervus, -i m.	
Neurolemna	= die Nervenscheide	nervalis, -e	= die Nerventätigkeit betreffend
Neuromyositis	= die Nerven- und Muskelentzündung	nervosus, -a, -um	= nervenreich
Neurologie	= die Lehre von den Nerven und ihren Krankheiten	Nervus opticus	= der Sehnerv

oon, oou n.	**das Ei**	ovum, -i n.	
Oogenese	= die Eientwicklung	Ovulation	= das Ablösen des reifen Eies aus dem Eileiter
		synovia, -ae f.	= die Gelenkschmiere (nach Paracelsus)
		Arteria ovarica	= die Eierstockarterie

osteon, -ou n.	**der Knochen**	os, ossis n.	
Osteopathie	= die Knochenkrankheit	Ossifikation	= die Verknöcherung
Ostealgie	= der Knochenschmerz	Os palatinum	= das Gaumenbein
Osteoblast	= die Knochenbildungszelle		

phlebion, -ou n.	**die Vene**	vena, -ae f.	
Phlebotomie	= der Aderlass	Venaesectio	= Venenschnitt zur Einführung einer Kanüle, Aderlass
Phlebolith	= der Venenstein	Vena femoralis	= die Oberschenkelvene
phlebitis, -bitidis f.	= die Venenentzündung		
Phlebologie	= die Lehre von den Venen und ihren Krankheiten		

sphygmos, -ou m.	**der Puls**	pulsus, -i m.	
Sphygmograph	= der Pulsschreiber	pulsatio, -ionis f.	= der Stoß des Pulses
Sphygmometer	= der Pulsmesser	Pulsfrequenz	= die Zahl der Pulsschläge pro Minute

tenon, tenontos n.	**die Sehne**	tendo, tendinis m.	
Tenotomie	= der Sehnenschnitt	Tendopathie	= die Sehnenerkrankung
Tenoplastik	= die Sehnenplastik	tendineus, -a, -um	= sehnig
Tenorrhaphie	= die Sehnennaht	Tendovaginitis	= die Sehnenscheidenentzündung

thr**i**x, thrich**o**s f.	**das Haar**	cap**i**llus, -i m.	
Trichine	= der Fadenwurm	Kapillare	= die haarfeinen Gefäße

WAHRNEHMUNGSBEZEICHNENDE NOMINA *DE SENSUUM NOMINIBUS*

a**i**sthesis, a**i**stheos f.	**das Gefühl**	s**e**nsus, -us m.	
Hyperästhesie	= die Überempfindlichkeit	sensibel	= empfindlich
Ästhesiometer	= das Instrument zur Überprüfung der Sensibilität	sensit**i**vus, -a, -um	= empfindlich, der Empfindung dienend
Anästhesie	= die Ausschaltung der Schmerzempfindung		

ako**u**ein, ako**u**o	**hören**	aud**i**tus, -us m.	
Akuophonie	= die Auskultation des Perkussionsschalles	auditivus, -a, -um	= das Hören betreffend
akustisch	= das Gehör, auf das Gehör bezogen	aud**i**tio, -ionis f.	= das Hören
		Auditorium	= die Zuhörerschaft

algos, -ous n.	**der Schmerz**	d**o**lor, dol**o**ris m.	
Analgesie	= die Aufhebung der Schmerzempfindlichkeit	dolent	= schmerzhaft
Neuralgie	= der Nervenschmerz	dolor**o**sus, -a, -um	= schmerzreich

ge**u**sis, ge**u**seos f.	**das Kosten, der Geschmack**	g**u**stus, -us m.	
Ageusie	= der Verlust der Geschmacksempfindung	gustat**i**vus, -a, -um	= geschmacklich
		Gustometrie	= die Geschmacksprüfung

haph**e**, -es f.	**die Berührung**	t**a**ctus, -us m.	
Haphalgesie	= der Schmerzreiz, der durch Berührung ausgelöst wird	t**a**ctilis, -e	= berührt

opsis, **o**pseos f.	**das Sehen**	v**i**sus, -us m.	
Optometer	= das Messgerät zur Bestimmung der Sehkraft	vis**i**bilis, -e	= sichtbar
Biopsie	= die Untersuchung von Gewebe, das am Lebenden entnommen wurde	Visite	= die Begutachtung des Patienten am Krankenbett

osme, -es f.	**der Geruch**	olfactus, -us m.	
Osmidrose	= die Absonderung von starkem Geruch	olfactorius, -a, -um	= dem Geruchsinn dienend
Osmologie	= die Lehre vom Geruch	Olfactometrie	= die Geruchsprüfung

KÖRPERTEILE UND ORGANE *DE HUMANI CORPORIS PARTIBUS ET ORGANIS*

balanos, -ou f.	**die Eichel**	glans, glandis f.	
Balanitis	= die Eichelentzündung	glandula, -ae f.	= die kleine (eichelförmige) Drüse
		Glans clitoridis	= die Eichel des Kitzlers

blepharon, -ou n.	**das Augenlid**	palpebra, -ae f.	
Blepharoplastik	= die plastische Operation des Augenlides	palpebralis, -e	= zum Augenlid gehörig
Blepharorrhaphie	= operatives Vernähen der Lidspalte		
Blepharospasmus	= der Augenlidkrampf		

cheilos, -ous n.	**die Lippe**	labium, -i n.	
Cheiloschisis	= die Lippenspalte	labialis, -e	= lippenwärts
		Arteria labialis inferior	= die untere Lippenarterie

cheir, cheiros f.	**die Hand**	manus, manus f.	
Chiragra	= Gicht der Handgelenke	manubrium, -i n.	= der handgriffartig geformte Teil des Knochens am Brustbein
Chirurgie	= die (medizinische) handwerkliche Kunst	manualis, -e	= die Hand betreffend, mit der Hand ausführend

daktylos, -ou m.	**der Finger**	digitus, -i m.	
Brachydaktylie	= die Kurzfingrigkeit	digitalis, -e	= dem Finger gehörig
Daktylogramm	= der Fingerabdruck	Digitation	= fingerartige (-förmige) Ausbreitung
		digitatus, -a, -um	= gefingert, mit Fingern versehen

derma, -atos n. pella, -es/-ae f.	**die Haut**	cutis, cutis f.	
Dermatologie	= die Lehre von der Haut	subkutan	= unterhalb der Haut
dermatomycosis, -is f.	= durch Pilzbefall verursachte Hautkrankheit	cuticula, -ae f.	= das Häutchen
Dermatozoen	= tierische Hautschmarotzer	Nervus cutaneus	= der Hautnerv
Pellagra	= der Krankheitsbefall der Haut, Vitaminmangelkrankheit		

enkephalon, -ou n. (kephale, kephales f.)	**das Gehirn**	cerebrum, -i n.	
Enzephalozele	= der »Hirnbruch« mit Hervortreten von Gehirnteilen	cerebellum, -i n.	= das Kleinhirn
Meningoenzephalitis	= die Hirnhautentzündung	cerebellaris, -e	= das Kleinhirn betreffend
Enzephalozystozele	= der Hirnbruch mit Zystenbildung	cerebrospinalis, -e	= das Hirn und Rückenmark betreffend

enteron, -ou n.	**der Darm**	intestinum, -i n.	
Gastroenteritis	= die Magen-Darm-Entzündung	Intestinum rectum	= der Mastdarm
Enterorrhaphie	= die Darmnaht	intestinalis, -e	= zum Darmtrakt gehörig
Enterostenose	= die Darmverengung		

geneion, -ou n.	**das Kinn**	mentum, -i n.	
Mikrogenie	= das kleine Kinn	mentalis, -e	= zum Kinn gehörig
		Musculus transversus menti	= der querverlaufende Kinnmuskel

glossa, -es f.	**die Zunge**	lingua, -ae f.	
Glossoplegie	= die Zungenlähmung	Radix linguae	= die Zungenwurzel
Glossodynie	= (neuralgischer) Zungenschmerz	Nervus lingualis	= der Zungennerv
Glossoptose	= das Zurücksinken der Zunge in der Narkose		

gnathos, -ou f.	**der Kiefer**	mandibula, -ae f.	
Gnathoschisis	= die Kieferspalte	mandibularis, -e	= zum Unterkiefer gehörig
		Fossa mandibularis	= die mit Knorpel überzogene Vertiefung des Schläfenbeins

gony, gonatos n.	**das Knie**	genu, -us n.	
Gonarthritis	= die Knieentzündung	Genu varum	= das O-Bein (eigentlich Knie)

kardia, -as f.	**das Herz**	cor, cordis n.	
Myokard	= der Herzmuskel	Cor nervosum	= das nervöse Herz
Kardiotomie	= die operative Spaltung der Wand des Magenmundes	Ventriculus cordis	= die Herzkammer
Kardiolyse	= die operative Ablösung der Brustwand bei Herzbeutelverwachsungen	Atrium cordis	= der Herzvorhof
		Sulcus coronarius cordis	= die Herzkranzfurche

kephale, -es f. kranion, -ou n.	**der Kopf**	caput, capitis n.	
Hydrozephalus	= der Wasserkopf	capitatus, -a, -um	= mit einem Kopf versehen
Kephalhämatom	= die Kopfblutgeschwulst (subperiostaler Bluterguss am kindlichen Schädel)	Os capitatum	= das Kopfbein (Handwurzelknochen der distalen Reihe)
Hemikranie	= der halbseitige Kopfschmerz		
Kraniometer	= Gerät zur Schädelvermessung		
Kraniotabes	= die Erweichung der Knochen des Schädeldaches		

koilia, -as f.	**der Bauch, die Bauchhöhle**	venter, ventris m.	
coeliacus, -a, -um	= zur Bauchhöhle gehörig	ventralis, -e	= zum Bauch gehörig, bauchwärts gelegen
Plexus coeliacus	= größtes Geflecht des symphatischen Nervensystems		

lapara, -es f.	**der Bauch**	ventriculus, -i m.	
Laparoskop	= das Instrument zur Untersuchung der Bauchhöhle	ventriculus, -i m.	= die bauchartige Ausstülpung eines Organs (Herz- bzw. Gehirnkammer)
Laparotomie	= der Bauchschnitt, Eröffnung der Bauchhöhle durch eine Operation	Ventrikelseptum-defekt	= Defekt der Herzkammerscheidewand

gaster, gastros f. (stomachos, -ou m.)	**der Magen**	stomachus, -i m.	
Gastrointestinaltrakt	= der Magen-Darm Trakt	stomachicus, -a, -um	= den Magen betreffend
Gastrin	= Gewebshormon der Magenschleimhaut	Stomachikum	= das Magenmittel
gastritis, -itidis f.	= die Magenschleimhautentzündung		

kolpos, -ou m.	**die Scheide**	vagina, -ae f.	
Kolposkopie	= die direkte Untersuchung der Scheide	Vaginalspekulum	= der Spiegel zur Untersuchung der Scheide
Kolpotomie	= die operative Öffnung des Bauchraums von der Scheide aus	intravaginal	= in der Vagina liegend

kore, -es f; glene, -es f.	**die Pupille, der Augapfel**	pupilla, ae f.	
Korektopie	= die Verlagerung der Pupille	pupillaris, -e	= zur Pupille gehörig
Korektomie	= die Teilresektion der Regenbogenhaut (daher auch Iridektomie)	Hippus pupillae	= Iriszittern, schneller Wechsel der Pupillenweite ohne äußeren Reiz

k**y**stis, k**y**steos f.	**die Harnblase**	ves**i**ca, -ae f.	
Zystoskopie	= die Blasenspiegelung	v**e**sicans	= blasenbildend
Megazystis	= stark erweiterte Harnblase	C**e**rvix ves**i**cae	= der Blasenhals

leptom**e**ninx, -m**e**niggos f.	**die weiche Hirnhaut**	P**i**a m**a**ter	
Leptomeningitis	= die Entzündung der weichen Hirnhaut		

mast**o**s, -o**u** m.	**die Brustdrüse**	m**a**mma, -ae f.	
Mastitis	= die Entzündung der Brustdrüse	Mammographie	= die Röntgendarstellung der Brust
m**a**stodyn**i**a, -ae f.	= die Schmerzhaftigkeit	Mammabiopsie	= die Gewebeentnahme aus der Brustdrüse zur histologischen Untersuchung der Brüste
Mastopexie	= das operative Heben und Straffen einer Hängebrust		

m**e**tra, -as f.	**die Gebärmutter**	**u**terus, -i m.	
endom**e**trium, -i n.	= die Gebärmutterinnenhaut	Extrauteringravidität	= die Schwangerschaft außerhalb der Gebärmutter
Metritis	= die Gebärmutterentzündung	C**e**rvix **u**teri	= der Gebärmutterhals
		Uteralgie	= der Gebärmutterschmerz

nephr**o**s, -o**u** m.	**die Niere**	r**e**n, r**e**nis m.	
Nephropathie	= die Nierenerkrankung	Renin	= das Gewebshormon in der Niere
Nephrolithotomie	= die operative Entfernung von Nierensteinen	Renculus	= der Lappen der foetalen Niere
		Renographie	= die Röntgendarstellung der Niere
nephr**o**ma, -**o**matis n.	= die Nierengeschwulst	ren**a**lis, -e	= die Niere betreffend

odo**u**s, od**o**ntos m.	**der Zahn**	d**e**ns, d**e**ntis m.	
Odontalgie	= der Zahnschmerz	dent**a**tus, -a, -um	= mit Zähnen versehen
odont**o**ma, odont**o**matis n.	= geschwulstartige Verbildung des Zahnkeims	Dentalosteom	= geschwulstartiger Auswuchs an Zähnen
Prosodontia	= schräges Vorstehen der Zähne	dent**i**culus, -i m.	= das Zähnchen, Dentinneubildung im Zahninneren

omphal**o**s, -o**u** m.	**der Nabel**	umbil**i**cus, -i m.	
Omphalitis	= die Nabelentzündung	umbilic**a**lis, -e	= zum Nabel gehörig
Omphalophlebitis	= die Nabelvenenentzündung	Fun**i**culus	
Omphalozele	= der Nabelbruch	umbilic**a**lis	= die Nabelschnur

onyx, **o**nychos m.	**der Nagel**	**u**nguis, **u**nguis m.	
Onychophagie	= krankhaftes Nägelkauen	**U**nguis incarn**a**tus	= der eingewachsene Nagel
onych**i**a, -ae f.	= die Nagelbettentzündung	unguicul**a**ris, -e	= zum Nagel gehörig

o**o**pheron, -i n. (ooph**o**ros, Adj.)	**der Eierstock**	ov**a**rium, -i n.	
oophor**i**tis, -**i**tidis f.	= die Eierstockentzündung	parov**a**rium, i n.	= der Nebeneierstock
oophorogen	= von den Eierstöcken ausgehend	Ovariotomie	= der Eierstockschnitt

ophtalm**o**s, -o**u** m. **o**mma, **o**mmatos n.	**das Auge**	**o**culus, -i m.	
Ophtalmoskopie	= die Augenspiegelung	**o**culomot**o**rius, -a, -um	= zu den das Auge bewegenden Muskeln gehörend
Ommachrome	= der Augenfarbstoff	okulärer Albinismus	= Form des Albinismus, bei der nur die Augen betroffen sind

orchis, **o**rcheos m.	**der Hoden**	t**e**stis, -is m.	
Orchiepexie	= das operative Annähen des Hodens	Testosteron	= Hormon, das im Hoden gebildet wird
Kryptorchismus	= das Verbleiben des Hodens in der Bauchhöhle	Testovar	= Keimdrüse, die neben vorwiegend männlichem auch weibliches Keimdrüsengewebe enthält

o**u**s, ot**o**s n.	**das Ohr**	**au**ris, -is m.	
Otologie	= die Ohrenheilkunde	aur**i**cula, -ae f.	= die Ohrmuschel
otalg**i**a, -ae f.	= die Ohrenschmerzen	auricul**a**ris, -e	= ohrförmig, zu den Ohren gehörig
otogen	= von den Ohren ausgehend		

pachym**e**ninx, -m**e**niggos f.	**die harte Hirnhaut**	D**u**ra m**a**ter	
Pachymeningitis	= die Hirnhautentzündung	dur**a**lis, -e	= zur harten Hirnhaut gehörend

phakos, -ou m.	**die Linse**	lens, lentis f.	
Phakozele	= der Linsenvorfall	lentigo, -iginis f.	= das Linsenmal
Phakom	= der Augenlinsentumor	Lentikonus	= kegelförmige Mißbildung der Linsenvorderfläche
Phakosklerom	= der Altersstar		

phallos, -ou m. posthe, posthes f.	**das männliche Glied**	penis, -is m.	
Diphallus	= die angeborene Penismißbildung mit Verdoppelung des Penis	Radix penis	= die Peniswurzel
		Penis palmatus	= abgeplatteter Penis (der flachen Hand ähnlich)

pneumon, pneumonos m.	**die Lunge**	pulmo, pulmonis m.	
Pneumonie	= die Lungenentzündung	pulmonalis, -e	= die Lunge betreffend
Pneumolyse	= die operative Lösung der Lunge von der Brustwand	Pulmonalstenose	= die Verengung der Pulmonalarterienklappen

pneuma, pneumatos n.	**der Atem**	spiritus, -us m.	
Pneumothorax	= das Eindringen von Luft in den Pleuraraum	Inspiration	= die Einatmung

posthion, -iou n.	**die Vorhaut**	praeputium, -i n.	
Posthitis	= die Vorhautentzündung	praeputialis, -e	= zur Vorhaut gehörig, an der Vorhaut gelegen
Postholith	= der Vorhautstein	Preaputialstein	= die Konkremente zwischen Vorhaut und Eichel

pous, podos m.	**der Fuß**	pes, pedis m.	
Podalgie	= der Fußschmerz	pediculatus, -a, -um	= gestielt, mit kleinem Fuß versehen
Podagra	= Fußgicht	pedunculus, -i m.	= kleiner Fuß, Stiel, stielartige Basis eines Organs
pedesis, -eos f.	= Schreiten, Springen		

proktos, -ou m.	**der Steiß, der After**	anus, -i m.; rectum, -i n.	
proktogen	= vom Mastdarm ausgehend	analis, -e	= den After betreffend
Proktospasmus	= der Krampf der Aftermuskulatur	anularis, -e	= ringförmig
Proktostase	= die Kotstauung im Mastdarm	rectalis, -e	= zum Mastdarm gehörend

prosopon, -ou n.	**das Gesicht**	facies, faciei f.	
Prosoplegie	= die Gesichtslähmung	facialis	= zum Gesicht gehörend
Prosposchisis	= die angeborene Gesichtsspalte	Facies abdominalis	= verfallender Gesichtsausdruck bei Patienten mit schwerer Peritonitis (Bauchfellentzündung)
		Facialisparese	= Gesichtslähmung, die meist einseitig auftritt

pyelos, -ou f.	**der Trog, das Nierenbecken**	pelvis, pelvis f.	
Pyelithektomie	= die Entfernung eines Nieren(becken)steines	Pelvis renalis	= das Nierenbecken
Pyelogramm	= die Röntgenaufnahme des Nierenbeckens	pelvinus, -a, -um	= zum Becken gehörig
Pyelonephritis	= die Entzündung des Nierenbeckens und des Nierenparenchyms	Pelviperitonitis	= die Bauchfellentzündung im Gebiet des kleinen Beckens

rhachis, -eos f.	**die Wirbelsäule, das Rückgrat**	Columna vertebralis	
Rhachi(o)tomie	= die operative Öffnung der Wirbelsäule		
Rhachialgie	= der Schmerz im Bereich der Wirbelsäule		

rhis, rhinos f.	**die Nase**	nares, narium f; nasus, -i m.	
Rhinitis	= die Nasenschleimhautentzündung	nasalis, -e	= zur Nase gehörig
Rhinenzephalon	= das Riechhirn	Nasolabialfalte	= die Nasen-Lippenfalte
Rhinoplastik	= die operative Bildung einer künstlichen Nase	Septum nasi	= die Nasenscheidewand

salpinx, salpiggos f.	**der Eileiter**	tuba, -ae f. (uterina)	
Pyosalpinx	= die Eiteransammlung im Eileiter	Tubargravidität	= die Eileiterschwangerschaft
salpingitis, -itidis f.	= Eileiterentzündung	Tubarabort	= die Abstoßung einer Eileiterschwangerschaft in die Bauchhöhle
Salpingographie	= die Röntgendarstellung eines Eileiters	Partubation	= das Einbringen von Luft unter Druck in die Eileiter
		Tuba auditiva	= die Ohrtrompete

splanchnon, -ou n.	**die Eingeweide**	viscera, -um n. (viscus, visceris n.)	
Splanchnomegalie	= die Vergrößerung der Eingeweide	Viszeralspalten	= die Kiemenspalten
Splanchnoptose	= das Absinken, der Tiefstand der Eingeweide in der Bauchhöhle	Eviszeration	= die Herausnahme der Brust- und Baucheingeweide bei Embryotomie, erw. Radikalop. bei Karzinomen

splen, splenos m.	**die Milz**	lien, lienis m.	
Splenektomie	= die Entfernung der Milz	Arteria lienalis	= die Milzarterie
splenicus, -a, -um	= zur Milz gehörig	Lienitis	= die Milzentzündung
splenitis, -itidis f.	= die Milzentzündung		

spondylos, -ou m.	**der Wirbel**	vertebra, -ae f.	
Spondylitis	= die Wirbelentzündung	vertebralis, -e	= zu den Wirbeln gehörig
Spondylarthrosis	= degenerative Veränderung der Wirbelgelenke	Vertebralganglien	= die Summe der Ganglienzellanhäufungen des orthosymphatischen Systems
Spondylolyse	= die Lockerung und Lösung eines Wirbels im Bereich des Wirbelbogens		

stethos, -ous n.; thorax, thorakos m.	**die Brust, der Brustkorb**	pectus, pectoris n.	
Stethoskop	= das Instrument zur Brustuntersuchung	Pectus excavatum	= die Trichterbrust
		Pektoralfremitus	= das Vibrieren der Thoraxwand beim Sprechen
Thorakometrie	= die Brustmessung		
Thorakoschisis	= angeborene Brustwandspalte		
Thorakozentese	= die Punktion des Brustfellraumes		

stoma, stomatos n.	**der Mund**	os, oris n.	
Stomatitis	= die Entzündung der Mundhöhle	per os	= durch den Mund
Stomatologie	= die Lehre von den Krankheiten der Mundhöhle	oscitatio, -ionis f.	= der Gähnkrampf
		Oralsepsis	= die Mundherdinfektion
Stomatoschisis	= die angeborene Spaltbildung des Mundes (Hasenscharte)		

thele, theles f.	**die Brustwarze**	mamilla, -ae f.	
Thelitis	= die Entzündung der Brustwarze	mamillaris, -e	= zur Brustwarze gehörig
Thelarche	= der Beginn der Brustausbildung bei Mädchen	Mamillarlinie	= die Linie die durch die Brustwarze senkrecht gezogen werden kann
		Mamillarreflex	= die Erektion der Brustwarze

typhlos (adj.)	**der Blinddarm**	(Intestinum) caecum	
Typhlitis	= die Blinddarmentzündung	caecalis, -e	= zum Blinddarm gehörig
Typhlektasie	= die Erweiterung des Blinddarms	Caecotomie	= die Eröffnung des Blinddarms

KÖRPERFLÜSSIGKEITEN UND –AUSSCHEIDUNGEN *DE HUMANI CORPORIS UMORIBUS ET SECRETIONIBUS*

blenna, -as f.	**schleimartige Absonderung**	pituita, -ae f.	
Blennorrhoe	= eitriger Ausfluß	pituitarius, -a, -um	= schleimig, zur Hypophyse gehörig
Gonoblennorrhoe	= der Augentripper	Pituitaria	= die Hypophyse

chole, -es f.; cholos, -ou m.	**die Galle**	bilis, bilis f.; fel, fellis n.	
cholelithiasis, -is f.	= das Gallensteinleiden	bilifer, -a, -um	= Galle führend
cholecystitis, -itidis f.	= die Gallenblasenentzündung	biliaris, -e	= die Galle betreffend
Choledochus	= der Gallengang	Bilirubin	= rötlicher Gallenfarbstoff
		felleus, -a, -um	= zur Galle gehörend
		Vesica fellea	= die Gallenblase

dakryon, -ou n.	**die Träne**	lacrima, -ae f.	
Dakryodenitis	= die Tränendrüsenentzündung	Glandula lacrimalis	= die Tränendrüse
Dakryorhinostomie	= durch Operation künstlich hergestellte Verbindung zwischen Tränensack und Nasenhöhle	Os lacrimale	= das Tränenbein
Dakryozystitis	= die Tränensackentzündung		

gala, galaktos n.	**die Milch**	lac, lactis n.	
Galaktorrhoe	= die krankhafte Milchabsonderung	Laktose	= der Milchzucker
Galaktagogum	= milchtreibendes Mittel	lactifer, -a, -um	= milchführend

haima, haimatos n.	**das Blut**	sanguis, sanguinis m.	
Anämie	= die Blutarmut	sanguinolent	= voll an Blut, blutig
Hämatothorax	= der Bluterguß im Thorax-, Rippenfellraum	Konsanguinität	= die Blutsverwandschaft
hämatogen	= vom Blut stammend, blutbildend	Cruor sanguinis	= der Blutkuchen, Blutklumpen, geronnenes Blut
		Stillicidium sanguinis	= das Nasenbluten

hidros, hidrotos m.	**der Schweiß**	sudor, sudoris m.	
Hyperhidrosis	= die übermäßige Schweißbildung	Sudorifera	= schweißtreibendes Mittel (auch Diaphoretica)
Hidradenitis	= die Entzündung einer Schweißdrüse	Exsudat	= bei Entzündungen aus Gefäßen ausgetretene Flüssigkeit
Hidrozyste	= zystische Erweiterung einer Schweißdrüse		

k**o**pros, -ou f.	**der Kot**	st**e**rcus, st**e**rcoris n.	
Koprostase	= der Kotstau	Sterkobilin	= das Abbauprodukt von Bilirubin im Kot
Koprochom	= der Kotfarbstoff	Sterkoralabszeß	= durch Kotballen ausgelöste Abszeßbildung in der Darmwand und deren Umgebung
Koprolithe	= die Kotsteine		

m**y**xa, -es f.; phl**e**gma, -matos n.	**der (zähflüssige) Schleim**	m**u**cus, -i m.	
Myxoma	= die Schleimgewebsgeschwulst	muc**o**sus, -a, -um	= schleimig
Myxadenitis	= die Enzündung einer Schleimdrüse	Mukoviszidose	= genetisch bedingte Fehlfunktion sämtlicher Schleimdrüsen
Myxödem	= die Schleimgewebsschwellung		
Phlegmone	= die eitrige Entzündung		

o**u**ron, -ou n.	**der Harn**	ur**i**na, -ae f.	
Hämaturie	= das Blutharnen	Ureter	= der Harnleiter
Urodynie	= das Auftreten von Schmerzen beim Wasserlassen	anur**i**a, -ae f.	= die fehlende Harnabsonderung
urogenit**a**lis, -e	= zum Harn- und Geschlechtsapparat gehörig		

pt**y**elos, -ou m.; s**i**alon, -ou n.	**der Speichel**	sal**i**va, -ae f.	
Ptyalismus	= der vermehrte Speichelfluss	Hypersalivation	= der vermehrte Speichelfluss
Ptyalolith, Sialolith	= der Speichelstein		
Sialadenitis	= die Speicheldrüsenentzündung		

p**y**on, -ou n.	**der Eiter**	p**u**s, p**u**ris n.	
pyogen	= eitererzeugend	purulent	= eitererzeugend
Pyorrhoe	= der Eiterausfluß	Suppuration	= die Eiterung
Pyosalpinx	= die Eiteransammlung im Eileiter	p**u**stula, -ae f.	= das Hautbläschen

sp**e**rma, -matos n.; gon**e**, -es f.	**der Samen**	s**e**men, s**e**minis n.	
Spermatogenese	= die Entwicklung der Samenzellen	sem**i**nifer, -a, -um	= den Samen transportierend
Spermatozystitis	= die Entzündung der Samenblasen	semin**a**lis, -e	= den Samen betreffend
Spermaturie	= das Ausscheiden von Sperma im Urin		
Gonadotropin	= das Hormon zur Keimdrüsenanregung		
Gonorrhoe	= der Tripper		

st**e**ar, st**e**atos n.; l**i**pos, -ou n.	**das Fett**	s**e**bum, -i n.	
Steatozele	= der Fettbruch	seb**a**ceus, -a, -um	= aus Talg bestehend
Stearinsäure	= höhere Fettsäure	seborrhoides	= talg-, fettartig
Stearrhoe	= der Fettstuhl	Seborrhoisches Ekzem	= fettig-schuppige Hautentzündung
Lipom	= gutartige Fettgeschwulst		
Lipolyse	= die Fettspaltung		

ALLGEMEINE BEZEICHNUNGEN *NOMINA GENERALIA*

ait**i**a, ait**i**as f.	**die Ursache, der Grund**	c**au**sa, -ae f.	
Ätiologie	= die Lehre von den Krankheitsursachen	monokausal	= von einer einzelnen Ursache abhängig
		Kausalität	= die Ursächlichkeit

an**e**r, andr**o**s m.	**der Mann**	v**i**r, -i m.	
Androgynie	= das Auftreten männlicher sekundärer Geschlechtsmerkmale bei Frauen	Virilität	= männliche Kraft
		vir**i**lis, -e	= männlich
android	= wörtlich: einem Mann ähnlich, häufig: menschenähnlich	vir**a**go, -inis f.	= bis in das 17. Jahrhundert Kennzeichnung einer sehr starken Frau

anthropos, -ou m.	**der Mensch**	h**o**mo, h**o**minis m.	
Anthropologie	= die Lehre vom Menschen	Homunkulus	= wörtlich: das Menschlein, künstlich erzeugter Mensch (Modell)
anthropoid	= menschenähnlich		

b**i**os, -ou m.	**das Leben**	v**i**ta, -ae f.	
Biologie	= die Lehre vom Leben	Vitalität	= die Lebendigkeit
Amphibien	= die Lurche (die sowohl auf dem Lande als auch im Wasser leben)		
Biotop	= der Lebensraum		

geron, gerontos m.	**der Greis, die Greisin**	s**e**nex, s**e**nis m/f.	
Gerontologie	= die Lehre von den Alterungsvorgängen	Senilität	= die Greisenhaftigkeit
		s**e**nium, -i n.	= das Greisenalter, die Altersschwäche

gyn**e**, gynaik**o**s f.	**die Frau**	f**e**mina, -ae f.	
Gynäkophobie	= die Scheu vor Frauen	femin**i**nus, -a, -um	= weiblich
Gynäkomastie	= die weibliche Brustbildung	Feminierung	= die »Verweiblichung«

hygi**e**ia, -as	**die Gesundheit, das Wohl**	sanitas, -**a**tis f.; s**a**lus, sal**u**tis f.	
Hygiene	= Lehre von der Gesunderhaltung	H**o**rtus sanit**a**tis	= der Garten der Gesundheit

iatros, -ou m. iater, iateros m.	**der Arzt**	medicus, -i m.	
iatrogen	= vom Arzt hervorgerufen	»in manum medici« = in die Hand des Arztes	
Psychater	= der Arzt der Seele, des Geistes		

nekros, -ou m. ptoma, ptomatos n.	**der Leichnam, die Leiche**	cadaver, cadaveris n.	
Nekropsie	= die Totenschau	Cadaverin	= Substanz, die bei der Fäulnis von Eiweißstoffen entsteht
Nekrose	= das Absterben, der örtliche Gewebstod		
necroticans, -antis	= absterbend		
Ptomain	= das Leichengift		

nosos, -ou f.	**die Krankheit**	morbus, -i m.	
nosocomialis, -e	= zum Krankenhaus gehörend	Morbidität	= der Krankenstand
Nosologie	= die Lehre von den Krankheiten	morbidus, -a, -um	= krank, siech
		Morbus caducus	= die Fallkrankheit (Epilepsie)

pais, paidos m.	**das Kind**	infans, infantis; puer, -i m.	
Pädiatrie	= die Kinderheilkunde	Puerilismus	= gemacht kindliches Verhalten bei Erwachsenen
		puerperium, -i n.	= das Wochenbett

pathos, pathous n.	**das Leiden**	pati, patior (verbum)	
Pathogenese	= die Krankheitsenstehung	Patient	= der Leidende, der »Geduld habende«
Apathie	= die Teilnahmslosigkeit		

physis, -eos f.	**die Natur, das Gewordensein**	natura, -ae f.	
Physiotherapie	= die Behandlung mit natürlichen Mitteln	Res naturales	= die natürlichen Dinge
Physiognomie	= das Aussehen, Gesichtsbildung	Natura naturans	= die schöpfende Natur
physiologisch	= natürlich, naturgemäß	Vis naturalis	= die Naturkraft

soma, somatos n.	**der Körper**	corpus, corporis n.	
Somatologie	= die Lehre vom Körper	Corpus luteum	= der Gelbkörper
somatogen	= vom Körper hervorgebracht	corpusculum, -i n.	= das Körperchen
Somatotropin	= ein das Körperwachstum stimulierendes Hormon		

thanatos, -ou m.	**der Tod**	mors, mortis f.; letum, -i n.	
thanatognostisch	= die Todesart kennzeichnend	Sectio in mortua	= die operative Öffnung, der beim Geburtsvorgang Verstorbenen
Thanatophobie	= die Angst vor dem Tod	Mortalität	= die Sterblichkeit
		letal	= tödlich

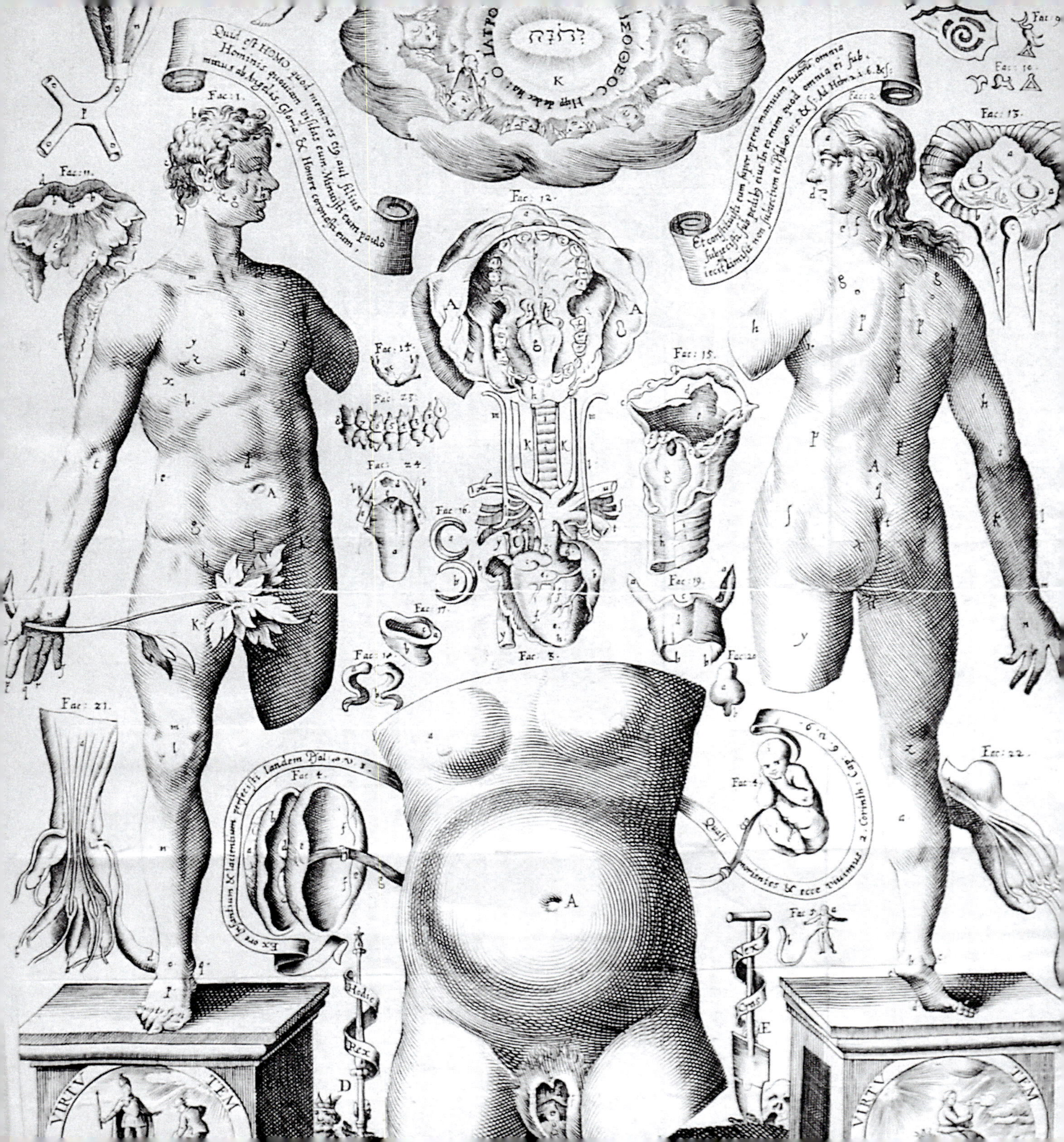

Quid est HOMO quod memor es eius aut filius Hominis quoniam visitas eum. Minuisti eum paulo minus ab Angelis, Gloria & Honore coronasti eum,
Et constituisti eum super opera manuum tuarum omnia subiecisti sub pedibus eius In eo enim quod omnia ei subiecit nihil dimisit non subiectum ei
VIRTU
TEM
VIRTU
TEM

KAPITEL IX

ALLGEMEINE GRIECHISCHE UND LATEINISCHE GRUNDWÖRTER

Die anatomischen Abbildungen im Werk von Arcangelo Piccolomini (1525-1586) sind vom »horror vacui« gekennzeichnet. In einer Art »anatomischer Landschaft« sind der männliche und der weibliche Körper umgeben von Körperteilen und Organen dargestellt. Sprüche und Symbole weisen auf die Vergänglichkeit des Lebens hin.

Grundwörter gelten in der Wissenschaft als mehrfach anwendbare und kombinierbare Bausteine, die für die Bildung zusammengesetzter Ausdrücke von maßgeblicher Bedeutung sind. Im folgenden Kapitel werden griechische und lateinische Termini alphabetisch aufgeführt, die in den Wissenschaften verwendet werden und somit auch in der Medizin und Zahnmedizin relevant sind.

Die im folgenden in ihrer Herkunft nicht näher bezeichneten Termini sind lateinischen Ursprungs.

IX.1 GRUNDWÖRTER – EINE AUSWAHL

ard**e**re, ard**e**o (verbum) = brennen

- **A**rdor ur**i**nae = das Brennen beim Harnlassen

b**a**ktron, b**a**ktrou n. (gr.) = der Stab, die Bakterie

- Bakteriologie = die Wissenschaft von den Bakterien

b**a**ros, b**a**rous n. (gr.) = die Schwere, das Gewicht

- Barometer = der Luftdruckmesser

b**a**culum, b**a**culi n. = der Stab

- Bazillus = das Stäbchen

b**o**s, b**o**vis f.; bo**u**s, bo**o**s f. (gr.) = das Rind

- BSE = *bovine spongiform encephalopathy*
- Bulimie = der »Ochsenhunger«, Heißhunger, die Ess-Brechsucht
- Buphthalmus = das Ochsenauge

bol**e**, bol**e**s f. (gr.) = der Wurf, Pfropf

- Anabolismus = der Aufbau des Stoffwechsels
- Embolie = die Verstopfung eines Blutgefäßes, z. B. durch einen Blutpfropf

boul**e**, boul**e**s f. (gr.) = der Wille, der Rat

- Aboulie = die Willenlosigkeit (bei depressiven Zuständen)

br**a**nchia, br**a**nchiae f. = die Fischkiemen

- Branchialbogen = der Kiemenbogen

chit**o**n, chit**o**nos m. (gr.) = das Gewand, die Hülle

- Chitoneurom = Tumor, der von den Nervenscheiden und -hüllen ausgeht

chlam**y**s, chlam**y**dos f. (gr.) = der Mantel, die Umhüllung

- Chlamydia = kleine intrazellulare Bakterien der Chlamydiaceae, die sich nur in zytoplasmatischen Vakuolen der Wirtszelle vermehren

chr**o**nos, chr**o**nou m. (gr.) = die Zeit

- chronisch = sich über einen langen Zeitraum erstreckend
- Chronobiologie = die Wissenschaft vom zeitlichen Ablauf und Rhythmus der Körperfunktionen

d**e**mos, d**e**mou m. (gr.) = das Volk

- Demophobie = die neurotische Angst vor Menschenansammlungen
- Epidemie = »im Volk verbreitet«, die Massenerkrankung

d**e**ndron, d**e**ndrou n. (gr.) = der Baum

- dendr**i**ticus, -a, -um = sich verzweigend

d**e**on, d**e**ontos n. (gr.) = die Pflicht, das Nötige

- Deontologie = die Pflichtenlehre (Richtung in der Ethik)

desm**o**s, desmo**u** m. (gr.) = das Band, die Fessel

- desmogen = von einem Band ausgehend

d**i**psa, d**i**pses f. (gr.) = der Durst

- Adipsie = das Fehlen von Durst
- Polydipsie = der krankhafte Durst (z. B. bei Diabetes mellitus)

d**y**namis, d**y**nameos f. (gr.) = die Kraft, Gewalt

- isodynamisch = für die Kraft- bzw. Wärmeerzeugung gleichwertig e**i**dos, e**i**dou n. (gr.) = die Gestalt, Form

rhomboid**e**us, -a, -um = rhombenförmig (siehe Kap. IV.1.2 Suffixe)

ektasis, ekt**a**seos f. (gr.) = die Ausdehnung

Gastrektasie = die Magenerweiterung

ergon, **e**rgou n. (gr.) = die Arbeit, das Werk

Ergotherapie = die Arbeitstherapie

ethos, **e**thous n. (gr.) = die Gewohnheit, Sitte

Bioethik = Teilgebiet der angewandten Ethik, bezeichnet die Reflexion über den moralisch gebotenen Umgang mit dem Leben sowie den medizinischen und biotechnischen Anwendungen

fric**a**re, fr**i**co (verbum) = reiben

Friktion = die Reibung

g**a**mos, g**a**mou m. (gr.) = die Ehe

Gametogonie = die geschlechtliche Fortpflanzung
Gamet = die Geschlechtszelle
Polygamie = die Vielehe

g**e**nesis, gen**e**seos f. (gr.) = die Entstehung, Geburt

Genetik = die Vererbungslehre

gn**o**sis, gn**o**seos f. (gr.) = die Erkenntnis

Diagnose = die »Durchforschung«, Unterscheidung und Erkennung von Krankheiten

gon**e**, gon**e**s f. (gr.) = die Erzeugung

Gonaden = die Keimdrüsen, Geschlechtsdrüsen
Gonadektomie = die operative Entfernung der Gonaden

graph**e**, graph**e**s f. (gr.) = die Schrift, Aufzeichnung

Enzephalographie = die Aufzeichnung eines EEGs

haph**e**, haph**e**s f. (gr.) = das Greifen, die Berührung

Hyper(h)aphie = die taktile Hyperästhesie, über mäßige Berührungsempfindlichkeit

h**e**lios, h**e**liou m. (gr.) = die Sonne

Heliosis = der Sonnenstich

hormae**i**n, horm**a**o (gr.) = in Bewegung setzen, antreiben

Dyshormonie = die Hormonhaushaltsstörung

hyg**i**eia, hyg**i**eias f. (gr.) = die Gesundheit

Hygiene = die Lehre von der Gesunderhaltung des Menschen

h**y**pnos, h**y**pnou m. (gr.) = der Schlaf

Hypnogramm = die Schlaftiefenkurve
Hypnosie = die Schlafkrankheit

ienai, e**i**mi (verbum) (gr.) = gehen

Ion = (Partizip Präsens Aktiv) das wandernde (Teilchen)

i**u**gum, i**u**gi n. = das Joch

Art**e**ria iugul**a**ris = die Jocharterie

kark**i**nos, kark**i**nou m. (gr.) = der Krebs

Karzinose = über den Körper verteilte Metastasen

ka**u**sis, ka**u**seos f. (gr.) = das Brennen

Kauter = das Brenneisen
Kauterisation = die Gewebszerstörung, Verödung

k**e**le, k**e**les f. (gr.) = die Geschwulst, der Bruch

Keloid = die Wulstnarbe

k**e**ras, k**e**ratos n. (gr.) = das Horn

Keratom = die geschwulstartige Verdickung der Hornhaut
Keratoplastik = der Ersatz einer erkrankten Hornhaut durch eine Spenderhornhaut
Keratometrie = die Messung des Hornhautdurchmessers und der Hornhautkrümmung des Auges

k**e**rkos, k**e**rkou n. (gr.) = der Schwanz

Cysticercus = der »Blasenwurm«

kin**e**sis, kin**e**seos f. (gr.) = die Bewegung

Kinesiotherapie = die Bewegungstherapie
Kinetose = die Bewegungskrankheit, Reisekrankheit

kl**a**sis, kl**a**seos f. (gr.) = das Zerbrechen

Chondroklasten = knorpelfressende (-zerbrechende) Zellen

kl**i**ne, kl**i**nes f. (gr.) = das Lager, Bett

Poliklinik = »viele Betten«, der Zusammen schluss von ambulanten Praxen

kl**e**ptes, kl**e**ptou m. (gr.) = der Dieb

Kleptomanie = die zwanghafte Sucht zu stehlen

kl**o**n, klon**o**s m. (gr.) = der Sprössling, Zweig

Klonierung = die Isolierung bestimmter Zellklone

k**o**lla, k**o**llas f. (gr.) = der Leim

kollagen = leimbildend

kotyled**o**n, kotyledon**o**s f. (gr.) = der Becher, Saugnapf

Cotyloid**i**tis eros**i**va = die Gelenkpfannenentzündung mit Knorpeldefekten

kr**a**sis, kr**a**seos f. (gr.) = die Mischung

Idiosynkrasie = die angeborene Überempfindlichkeit gegenüber bestimmten Stoffen

kr**y**os, kr**y**ous n. (gr.) = die Kälte

Kryotherapie = die Kältetherapie

krypt**o**s (Adj.) (gr.) = verborgen, geheim

Kryptophtalmus = das so genannte verborgene Auge, Fehlbildung mit unvollständiger Entwicklung des Auges
Krypten = die verborgenen Gruben an der Tonsillenoberfläche

kyb**e**rnesis, kybern**e**seos f. (gr.) = die Steuerung

Kybernetik = die Wissenschaft von der Struktur komplexer Systeme

k**y**klos, k**y**klou m. (gr.) = der Kreis, Ring

Cycloserin = Antibiotikum zur Behandlung von Tuberkulose

l**e**xis, l**e**xeos f. (gr.) = das Wort, Sprechen

Dyslexie = Probleme mit dem Lesen und Verstehen von Wörtern oder Texten bei normalem Seh- und Hörvermögen

lim**o**s, lim**o**u m. (gr.) = der Hunger

Bulimie = »der Ochsenhunger« (siehe auch *b**o**s; b**ou**s*)

l**i**thos, l**i**thou m. (gr.) = der Stein

Nephrolithiasis = das Nierensteinleiden
Litholyse = die medikamentöse Steinauflösung

l**o**gos, l**o**gou m. (gr.) = die Rede, Lehre, Kunde

Gynäkologie = die Frauenheilkunde

l**y**sis, l**y**seos f. (gr.) = die Lösung, Auflösung

Dialyse = Blutreinigungsverfahren (Trennung in verschiedene Bestandteile)

m**a**ter, m**a**tris f. = die Mutter (Hülle)

P**i**a m**a**ter = »die fromme Mutter«, die weiche Hirnhaut
D**u**ra m**a**ter = »die harte Mutter«, die harte Hirnhaut

mat**e**ria, mat**e**riae f. = die Materie, der Stoff

Mat**e**ria p**e**ccans = die krankmachende Substanz

m**e**nsis, m**e**nsis f. = der Monat

Menstruation = die monatliche Regelblutung

metron, metrou n. (gr.)	= das Maß
Hämoglobinometer	= Werkzeuge zur Bestimmung des Hämoglobingehaltes des Blutes, durch Messung der Färbekraft einer Blutprobe
Audiometrie	= die Prüfung bzw. Messung des Hörvermögens

mimesis, mimeseos f. (gr.)	= die Nachahmung
Paramimie	= die Differenz zwischen Gebärde und tatsächlichen Affekten, das Missverhältnis zwischen Stimmung und Ausdruck

mixis, mixeos f. (gr.)	= die Mischung
Amphimixis	= die Vereinigung der Erbanlagen zweier Geschlechtszellen bei der Befruchtung

mneme, mnemes f. mnesis, mneseos f. (gr.)	= die Erinnerung, das Gedächtnis
Amnesie	= der Gedächtnisverlust
Mnemotechnik	= Technik zur Verbesserung des Erinnerungsvermögens

morphe, morphes f. (gr.)	= die Gestalt
amorph	= ohne Gestalt

mos, moris m.	= die Gewohnheit
Moral	= die gelebte, gewohnte Sitte

motus, motus m.	= die Bewegung
Mototherapie	= psychomotorische Therapie zur Förderung nicht ausgebildeten motorischen Verhaltens

mykes, myketos (gr.)	= der Pilz
Dermatomykose	= die Hautpilzerkrankung
Mykologie	= die Pilzkunde

nomos, nomou m. (gr.)	= der Brauch, die Sitte
autonom	= nach eigenen Gesetzen lebend, unabhängig

onkos, onkou m. (gr.)	= die Krümmung, Geschwulst
Onkologie	= Teilgebiet der Medizin, das sich mit der Entstehung und Behandlung von Tumoren und tumorbedingten Krankheiten beschäftigt

ornis, orniseos f. (gr.)	= der Vogel
Ornithose	= durch Vögel übertragene bakterielle Infektionskrankheit

osmos, osmou m. (gr.)	= der Stoss, Druck, das Drängen
Osmose	= das Eindringen eines Lösungsmittels in eine konzentrierte Lösung durch eine halbdurchlässige Membran

ozaina, ozaines f. (gr.)	= das Riechende
Ozaena	= die »Stinknase«, chronisch-progrediente Atrophie der Nasenschleimhaut u. -muscheln

penia, penias f. (gr.)	= der Mangel
Sideropenie	= die Eisenmangelanämie

pepsis, pepseos f. (gr.)	= die Verdauung
peptos (adj.)	= das Gekochte
Dyspepsie	= die Verdauungsstörung

pexis, pexeos f. (gr.)	= das Anheften, die Befestigung
Gastropexie	= die Annähung des Magens an die Bauchwand
Orchipexie	= das operative Annähen des Hodens im Hodensack

phagesis, phageseos f. (gr.)	= das Essen, Fressen
Tachyphagie	= das hastige Essen
Dysphagie	= die Schluckstörung

phasis, phaseos f. (gr.)	= das Sprechen, der Abschnitt
Dysphasie	= die Sprechstörung
Aphasie	= die Sprachlosigkeit

phlox, phlogos f. (gr,) phlogmos, -mou m. (gr.)	= das Brennen
Phlogosis	= die Entzündung
Phlogistika	= entzündungsverurs. Mittel

phte**i**r, phte**i**ros m. (gr.)	= die Laus
Phthiriasis	= der Filzlausbefall
phon**e**, phon**es** f. (gr.)	= die Stimme, der Laut
Phoniatrie	= die Stimmheilkunde
Phonation	= die Stimmbildung, Lautbildung
phor**a**, phor**a**s f. (gr.); ph**o**resis, -**e**seos f. (gr.)	= das Tragen, Führen, Befinden
Euphorie	= übersteigertes Wohlgefühl
peripher	= außen herum laufend
ph**o**s, phot**o**s n. (gr.)	= das Licht
Photophobie	= die Lichtscheu
Photosynthese	= die (pflanzliche) Herstellung von organischen Stoffen aus anorganischen Stoffen mit Hilfe von Lichtenergie
phr**e**n, phren**o**s f. (gr.)	= das Zwerchfell, Gemüt, der Geist
N**e**rvus phr**e**nicus	= der Zwerchfellnerv
Phrenologie	= die Lehre von der Lokalisation geistiger Fähigkeiten im Gehirn
Schizophrenie	= Geisteskrankheit mit Persönlichkeitsstörung
phys**e**ma, phys**e**matos n. (gr.)	= das Aufgeblasene
Lungenemphysem	= »die Lungenblähung«, irreversible Vergrößerung des Luftraums
phyt**o**n, phyto**u** n. (gr.)	= die Pflanze, das Wachstum
Phytoplasma	= das Pflanzenplasma
phytogen	= durch Pflanzen hervorgerufen
pl**a**nkton n. (adj.)	= umherirrend
plan**a**ein, plan**a**o (verbum) (gr.)	= umherirren
Aeroplankton	= Kleinorganismen, die in der Luft ohne eigene Bewegung umherschwirren
Zooplankton	= Mikroorganismen, die keine Photosynthese betreiben, sondern sich von anderen Organismen ernähren

pl**a**nta, pl**a**ntae f.	= die Pflanze, Fußsohle
Implantat	= das Eingepflanzte
plantaris, -e	= zur Fußsohle gehörig
pl**a**sis, pl**a**seos f. (gr.)	= die Nachbildung, das Gebilde
Erythroplasie	= rötlich samtene Schleimhautläsion (Präkanzerose)
Aplasie	= angeborenes Fehlen bzw. ausgebliebene Entwicklung eines Organs
pleg**e**, pleg**e**s f. (gr.); pl**e**xis, pl**e**xeos f. (gr.)	= der Schlag
Blepharoplegia	= der Augenlidaufschlag
Hemiplegie	= die halbseitige Lähmung
plethysm**o**s, plethysmo**u** m. (gr.)	= die Vermehrung, Vergrößerung
Plethysmographie	= die Aufzeichnung von Umfangsveränderungen (z. B. an Organen)
pno**e**, pno**e**s f. (gr.)	= die Atmung
Bradypnoe	= die zu tiefe Atmung
Eupnoe	= die regelmäßige (gute) Atmung
po**i**esis, poi**e**seos f. (gr.)	= das Tun, Machen, die Bildung
Erythropoese	= die Bildung roter Blutkörperchen
Hämatopoese	= die Blutbildung
pomph**o**lyx, pomph**o**lygos f. (gr.)	= die Blase
Podopompholyx	= durch Dyshidrosis-hervorgerufene Blasenbildung im Fußbereich
p**o**nere, p**o**no (verbum)	= setzen, legen
p**o**situs, -a, -um	= gesetzt
opp**o**nens, -**e**ntis	= eine Opposition, das Entgegengesetzte bewirkend
Reposition	= die Zurückverlagerung (bei Gelenkverlagerung)
ps**o**ra, ps**o**ras f. (gr.)	= die Krätze
Psor**i**asis (vulg**a**ris)	= die Schuppenflechte (hist. = Krätze)

psych**e**, psych**e**s f. (gr.) = die Seele, der Geist

- Psycholeptica = Arzneimittel mit dämpfender Wirkung auf psychische Funktionen

pt**o**sis, pt**o**seos f. (gr.) = das Fallen

- Pt**o**sis p**a**lpebrae = die Herabsenkung des Oberlides durch Ausfall des *Musculus levator palpebrae superior*

pt**o**ma, pt**o**matos n. (gr.) = der Fall, Sturz, Leichnam

- Symptome = das Zusammentreffen, Ereignis
- Ptomaine = bei Leichenfäulnis entstehende Stickstoffbasen

p**y**elos, p**y**elou f. (gr.) = der Trog, die Wanne, das Nierenbecken

- Pyelonephritis = die Entzündung der Niere und des Nierenbeckens
- Pyeloplikation = die operative Verkleinerung des Nierenbeckens

pyret**o**s, pyret**o**u m. (gr.) = das Fieber
p**y**r, pyr**o**s n. (gr.) = das Feuer

- Ochropyra = das Gelbfieber
- Antipyretika = das fiebersenkende Mittel
- Porphyropsin = der Purpurfarbstoff der Augennetzhaut

p**y**rgos, p**y**rgou m. (gr.) = der Turm

- Pyrgozephalie = der Turmschädel

rh**a**bdos, rh**a**bdou m. (gr.) = der Stab, die Gerte

- Rhabdomyosarkom = das Sarkom der quer gestreiften Muskulatur
- Rhabdosphinkter = der Schließmuskel (aus quer gestreifter Muskulatur)

rhag**a**s, rhag**a**dos f. (gr.), rhegma, -matos n. (gr.) = der Riss

- Rhagade = der Hautriss
- Hämorrhagie = der Blutaustritt, die Blutung

rh**e**os, rh**e**ou n. (gr.) = das Fliessen, der Strom

- Rheoencephalographie = das Aufzeichnen der Hirnströme
- Rheologie = die Fließlehre, die Lehre von der Mechanik kontinuierlicher Stoffe (z.B. des Blutes = Hämorrheologie)

rhe**u**ma, rhe**u**matos n. (gr.) = das Fließen, Gliederreißen

- Rheumatismus = »durch im Körper umher fließende Krankheitsstoffe hervorgerufene Schmerzen« (hist.), Beschwerden am Stütz- und Bewegungsapparat, die oft mit funktioneller Einschränkung einhergehen
- Menorrhoe = der Monatsfluss, die Menstruation

rh**i**za, rh**i**zes f. (gr.) = die Wurzel

- Rhizom = der Wurzelstock

rh**e**xis, rh**e**xeos f. (gr.) = das Reißen, Zerreißen

- Karyorrhexis = die Zellkernzerreißung als degenerativer Zellvorgang

rho**e**, rho**e**s f. (gr.) = das Fliessen, der Strom

- Diarrhoe = der Durchfall
- Gonorrhoe = der Tripper, meist durch Geschlechtsverkehr übertragene Schleimhautinfektion der Harn- und Geschlechtsorgane

rh**o**mbos, rh**o**mbou m. (gr.) = die Raute

- M. rhomboid**e**us = der rautenförmige Muskel (siehe *eidos*)
- Rhombenzephalon = das Rautenhirn (Abschnitt des Gehirns, der vom oberen Rand der Brücke bis zum ersten Spinalnervenpaar reicht)

s**a**nitas, sanit**a**tis f. = die Gesundheit

- S**a**nitas pernici**o**sa = die verderbliche, krankmachende Gesundheit

sc**a**ndere, sc**a**ndo (verbum) = steigen

- C**o**lon asc**e**ndens = der aufsteigende Teil des Dickdarms
- C**o**lon desc**e**ndens = der absteigende Teil des Dickdarms

sch**i**sis, sch**i**seos f. (gr.) = die Trennung, Spaltung

- Diaschisis = die Spaltung, schockartiger Ausfall der Tätigkeit eines Nervenabschnittes
- Schizophrenie = die »Geistesspaltung«, umfasst psychische Störungen des Denkens, der Wahrnehmung und der Affektivität mit verschie denen symptomatischen Erscheinungsformen

seme**i**on, seme**i**ou n. (gr.);
s**i**gnum, s**i**gni n. = das Zeichen, Kennzeichen

- Semiotik (Semiologie) = die Lehre von den Krankheitszeichen, Symptomen
- Signifikanz = die Bedeutsamkeit
- S**i**gna m**o**rtis = die Todeszeichen

s**i**deros, s**i**derou m. (gr.) = das Eisen

- Siderose = die Ablagerung von Eisen in Körpergeweben
- Sider**o**sis b**u**lbi = die Ablagerung von Zersetzungsprodukten eisenhaltiger intraokulärer Fremdkörper in verschiedenen Augengeweben

s**i**tos, s**i**tou m. (gr.) = der Weizen, das Brot, die Nahrung

- Parasit = der Mitesser, Schmarotzer
- Autosit = im Gegensatz zum Parasiten, das, was sich selbst ernährt. Teil einer asymmetrischen Doppelfehl- bzw. Mehrfachbildung, der nahe zu normal ausgebildet ist und dem der Parasit anhängt

skop**e**ein, skop**e**o (verbum) (gr.) = sehen

- Gastroskopie = die Magenspiegelung
- Ophthalmoskop = der Augenspiegel

s**o**mnus, s**o**mni m.
s**o**por, sop**o**ris m.
s**o**mnium, s**o**mnii n. = der Schlaf, Traum

- Somnambulismus = das Schlafwandeln
- soporifer = Schlaf bringend
- Insomnia = die Schlaflosigkeit

spir**a**re, sp**i**ro (verbum) = atmen

- Exspiration = die Ausatmung
- Inspiration = die Einatmung

staphyl**e**,
staphyl**e**s f. (gr.) = die Weintraube, Traube

- Staphylitis = die Entzündung des Gaumenzäpfchens
- Staphylorrhaphie = die operative Vernähung einer Gaumenspalte im Bereich des Zäpfchens
- Staphyl**o**ma c**o**rneae = die Beerengeschwulst der Hornhaut

st**a**sis, stas**e**os f. (gr.) = der Zustand, Stillstand

- Astasie = die Unfähigkeit zu stehen
- Homöostase = das Gleichgewicht (ähnlicher Stand) bestimmter Körperfunktionen
- Proktostase = die Kotzurückhaltung im Mastdarm

st**e**ar, st**e**atos n. (gr.) = der Talg, das Fett

- Steatosis = die Verfettung
- Stearin = bei der Spaltung der Fette anfallendes Gemisch aus Stearinsäure, Palmitinsäure u.a.
- Steatozele = der Fettbruch

sth**e**nos,
sth**e**neos m. (gr.) = die Stärke

- Asthenie = die Kraftlosigkeit
- Sthenothorax = der enge Brustkorb
- Sthenozephalie = die Schädelverengung

strept**o**s (adj.) (gr.) = aneinandergehängt

- Streptokokken = Gattung kettenartig *(streptos)* angeordneter kugeliger *(coccus)* Erreger
- str**e**ptom**y**ces, -etis m. = eine Gattung der Strahlenpilze

t**a**xis, t**a**xeos f. (gr.)	= die Ordnung
tass**e**in, t**a**sso (verbum) (gr.)	= ordnen
Taxonomie	= die Ordnung der Arten in einem System

t**e**los, t**e**leos n. (gr.)	= das Ende, Ziel, der Zweck
teleologisch	= zielorientiert
Telenzephalon	= das Endhirn
Teleopsie	= Sehstörung, bei der die Gegenstände entfernter und damit kleiner erscheinen

t**e**ras, t**e**ratos n. (gr.)	= das »himmlische Zeichen«, die Missgeburt
Teratologie	= die Lehre von den Missbildungen
Teratom	= die »Wundergeschwulst«, angeborene Geschwulst

thel**e**ein, thel**e**o (verbum) (gr.)	= üppig wachsen
Epithel	= die oberste Zellschicht, das Deckgewebe
Epitheliom	= die Hautgeschwulst der Epithelzellen

ther**i**on, ther**i**ou m. (gr.)	= das Tier
theriomorph	= tiergestaltig

th**y**mos, th**y**mou m. (gr.)	= das Gemüt, die Empfindung
Katathymie	= 1. die Beeinflussung von Wahrnehmung, Denken und Erinnerung durch Einwirkung eines affektbetonten Erlebnisses 2. der plötzlich einsetzende Stimmungswechsel
thymogen	= durch Gemütsbewegung entstanden

thyre**o**s, thyreo**u** m. (gr.)	= das Schild
Gl**a**ndula thyroid**e**a	= die Schilddrüse (die schildförmige Drüse)
Hyperthyreose	= die Schilddrüsenüberfunktion
Thyreoiditis	= die Schilddrüsenentzündung

t**o**kos, t**o**kou m. (gr.)	= die Geburt, Wehen
Tokolyse	= die Wehenhemmung
Tokologie	= die Lehre von der Geburt

tom**e**, tom**e**s f. (gr.) tom**o**s (adj.) (gr.)	= der Schnitt = schneidend
Splenektomie	= das Herausschneiden (operative Entfernung) der Gallenblase
Phlebotomie	= der Venenschnitt, Einschnitt in die Vene

t**o**pos, t**o**pou m. (gr.)	= der Ort, die Gegend
Topikum	= ein örtlich wirkendes Mittel
Topognosie	= die Fähigkeit, einen Berührungsreiz zu lokalisieren und damit zu erkennen
Topektomie	= die gezielte Ausschaltung definierter Hirnrindenareale (psychochirurgischer Eingriff)

t**o**rsio, torsi**o**nis f.	= die Drehung
Distorsion	= die Verdrehung, Verstauchung
Torsionsskoliose	= die Seitverbiegung der Wirbelsäule mit Achsenverdrehung der Wirbel

t**o**xon, t**o**xou n. (gr.)	= das Gift
Detoxikation	= die Entgiftung
Toxikologie	= die Lehre von den Wirkungen der Gifte

tr**e**sis, tr**e**seos f. (gr.)	= die Öffnung, das Loch
Atresie	= das widernatürliche Fehlen einer Körperöffnung

tr**i**psis, tr**i**pseos f. (gr.)	= das Reiben, Zerreiben
Neurotripsie	= das Zerreiben der Nerven (operative Nervenquetschung)

trop**e**, trop**e**s f. (gr.), tr**o**pos, tr**o**pou m. (gr.)	= die Wendung, Drehung, Einwirkung
Ektropion	= die Auswärtskehrung der Augenlider
ergotrop	= leistungssteigernd wirkend (z. B. auf das Herz)

troph**e**, troph**e**s f. (gr.),	= die Ernährung, die Vergrößerung
Hypertrophie	= die Überernährung
Bradytrophie	= die Verlangsamung (brady-) der Ernährung bzw. der Stoffwechselvorgänge

x**i**phos, x**i**pheos n. (gr.)	= das Schwert
x**i**phoideus, -a, -um	= schwertförmig
Xiph(oid)algie	= Schmerzen am unteren Ende des Brustbeins (Processus xiphoideus)

z**o**on, z**o**ou n. (gr.)	= das Lebewesen, Tier
Zootoxine	= die Gifte tierischer Herkunft
Dermatozoen	= der tierische Hautschmarotzer

zyg**o**n, zyg**ou** n. (gr.)	= das Joch
Os zygom**a**ticum	= das Jochbein
Zygomatizitis	= die Entzündung des Jochbogens

z**y**me, z**y**mes n. (gr.)	= der Sauerteig, die Hefe
Enzym	= die Stoffwechselvorgänge in den Zellen steuernder Wirkstoff

ABBILDUNGSNACHWEIS

Titelbild
Vesal, Andreas,
De humani corporis fabrica,
Basel 1543
[Reprintausgabe:
Nieuwendijk, N.B. 1975]

1. Abb.
Brunfels, Otto,
Catalogus illustrium medicorum,
Argentorati 1530
[Herzog August Bibliothek]

2. Abb.
Vocabularius infirmitatum,
Handschrift, XV. Jh.
[UB Greifswald MS 683]

3. Abb.
Casserius, Iulius
Tabulae anatomicae LXXIIX,
Venedig 1627
[UB Greifswald]

4. Abb.
Mundinus,
Anatomia,
Leipzig 1495
[UB Greifswald]

5. Abb.
Galen,
Opera quae extant, in latinum conversa [...],
Basel 1562
[UB Greifswald]

6. Abb.
Avicenna,
Liber Canonis,
Venedig 1507
[Nachdruck: Hildesheim 2003]

7. Abb. a/b
Vesal, Andreas,
De humani corporis fabrica,
Basel 1543
[Reprintausgabe:
Nieuwendijk, N.B. 1975]

8. Abb.
Rufus von Ephesos,
De homini partibus libri tres,
Paris 1554
[UB Greifswald]

9. Abb.
Celsus, Aurelius Cornelius,
De re medica,
Paris 1529
[UB Greifswald]

10 Abb.
Vesal, Andreas,
De humani corporis fabrica,
Basel 1543
[Reprintausgabe :
Nieuwendijk, N.B. 1975]

11. Abb.
Bauhin, Caspar,
Theatrum anatomicum,
Frankfurt 1605
[UB Greifswald]

12. Abb. a/b
Torti, Francesco,
Therapeutice specialis [...],
Frankfurt 1756
[UB Greifswald]

13. Abb.
Gorris, Jean de,
Definitionum medicarum libri XXIV,
Frankfurt, 1578
[UB Greifswald]

14. Abb.
Woyten, Johann Jacob,
Gazophylacium,
Leipzig 1767
[UB Greifswald]

15. Abb.
Bauhin, Caspar,
Theatrum anatomicum,
Frankfurt 1605
[UB Greifswald]

16., 17. Abb.
Bidloo, Gottfried,
Anatomia humani corporis centum et quinque tabulis,
Amsterdam 1685
[UB Greifswald]

18. Abb.
Vesal, Andreas,
De humani corporis fabrica,
Basel 1543
[Reprintausgabe:
Nieuwendijk, N.B. 1975]

S. 8
Piccolomini, Arcangelo,
Anatome integra et revisa [...] *cum prefatione et emendatione Ioannis Fantoni*,
Verona 1715 (1. Aufl. 1586)
[UB Greifswald]

S. 48
Bidloo, Gottfried,
Anatomia humani corporis centum et quinque tabulis,
Amsterdam 1685
[UB Greifswald]

S. 54
Casserius, Iulius,
Tabulae anatomicae LXXIIX,
Venedig 1627
[UB Greifswald]

S. 92
Veslingius, Joannes,
Sintagma anatomicum,
Padua 1567
[UB Greifswald]

S. 96, 104
Bidloo, Gottfried,
Anatomia humani corporis centum et quinque tabulis,
Amsterdam 1685
[UB Greifswald]

S. 122
Piccolomini, Arcangelo,
Anatome integra et revisa [...] *cum prefatione et emendatione Ioannis Fantoni*,
Verona 1715
(1. Aufl. Rom 1586)
[UB Greifswald]

I N D E X

A

B

C

D

E

F

G

H

I

K

L

N

O

P

S

T

U

V

X

Z